食生活で健康と長寿を

―百寿の母の教えに学んで―

柳下《やぎした》 昭恵《てるえ》

本の泉社

百寿の母と二人三脚

母は、太陽とともに暮らし、大自然から学び、私たちを育んでくれました。ようやく飢えをしのぐようなあの悲惨な戦争の時代にあっても、貴重な食材を生かし、工夫をこらした食事は、私たち家族の幸せな時間であり生きる源となりました。母は、身をもって「農業を守った食生活」から健康体を貫き、百歳をまっとうしています。

いまなお、清々しい笑顔で「季節と暮らす生活は人生も同じ」と語ってくれます。「人間は食べるから生きられる」も母の教えです。生きる姿勢、健康こそ百寿の母から学んだ私の宝ものです。誰もが願う健康と長寿は、食生活が鍵です。

こんな時代だからこそ、ご飯の力と恒例の行事食や伝統食の奥深さと栄養価のすばらしさを見直し、生活の知恵と工夫、日本の食文化に目を向けてほしいと願っています。

柳下　昭恵

はじめに

人は、体験したことしかわからないものです。自分自身の家庭の中で、さまざまな人間模様と周囲との人間関係のなかで成長し、体験が蓄積され、自分の財産となります。

長い人生に多くの体験から積みあげていくことや、「失敗は成功の基」の諺のように暮らしの中に生きている成長の芽「才能」を伸ばし、本当の心「目的」に向かって奮闘します。「時は金なり」と人生を無駄にせずに目指して、創り出した私の健康は、日本文化の伝統食で守られてきました。

人生の得難い経験を積みあげていく歩みの日々に生かされた私の身体は、栄養が不足すると、自然に要求のサインを出してくれます。自然治癒力の働きが強く、長い間の経験から、いつも正常な状態に戻そうと身体の知恵が働いてくれます。そのお陰で私の健康は守られています。

健康とは何でしょうか？ご自分の体の事情も考えずに、自分の好みのもので都合のよいように食事をしているような人ほど健康を害し、病気を重くするものです。

どうして病気になるのか考えたことがありますか。

私は幼い頃、父からムリ、ムラ、ムダをなくす生活を教えられました。時は金なりの時間は、お金と同じくらい大切だから無駄に過ごしてはいけない、日常生活を有意義なものにするには、頭脳を使い育てること、脳をしっかりいつまでも使える人間になることが大切であると、学びました。

母からは、働く喜びを教えられ、何事も実行する人間になること、どのような環境でも人間らしく生きる力を発揮することの大切なことを、教えられました。

頭で理解し言葉を並べても、行動がともなわず、口先だけで心が伝わらず、真実の見えない机上の空論の人生で終わりたくはないものです。自分で実践する日常生活を送り、大切な役目を担っている人間になりたいと望みます。

健康な人の体は、血行が良いと肌もツルツルを保ちます。躍動的なお人柄のタイプに、健康体は宿るものです。先人（両親）の経験が育んだ生きるための知恵が、現在の私を魅力的に生かしてくれています。

実践的な食療法の毎日を過ごしていますが、私も古希を迎える日が近づいており、なんとなく、周期の早さに驚きも覚えますが、自分を守り、家族のために健康な人生をめざして過ごしております。

四季折々の日本の風習や、社会生活上でのルールや日々の暮らしの中から、育つ苦心を生かした歳月に、どのように忙しくても、メリハリのある日本の心「和」を知ることにとても感謝しております。

核家族化の現代に少しでも、親代わりとしてできる役目と、小さなことでも心に響く支えと、起きあがれる要点をつかみ、何か気づき、闘志を大切に突き進める手がかりとして、どのような変化の時代にも伝えられる新たな挑戦と、自身の体に合った健康管理を継続することを願いつつ、古くから伝承された先人の知恵から生まれた食の味「日本のお袋の味」に、一歩でも近づく努力をいたしたいと存じます。

主婦業から学び、日々の実践から健康のためにうなずけるものをまとめました。文化生活の今日、些細なりとも健康へのヒントとして活用する手がかりを掴み、わずかなりと、皆様のお手伝いができますならばとても幸せです。心に届く生きる支えの新たなる一歩を踏み出すチャンスと、ご自身の体の声を大切に受けとめ、養生することを望みます。

先人から学んだ基本から、私の方針と家庭を守る義務から、明日へのエネルギーを蓄える生活を営む生きる力の重要性を養い学びとり、正しい実践の継続の中に健康は守られます。お一人お一人の身体に合ったヒントを把握し、実践してみてください。昔から「健康に勝る宝なし」「身に勝る宝なし」といいますが、まさに至言であると思います。

おいしい本物の味は、変わることのない旨味をご自分の身体で求め、人生を健康体で過ごせますことを念頭に置き、時間を有効に使いながら目標をめざして生きる力を求めつつ、病気を寄せつけない健康づくりの手助けとして、本書がお役に立てば幸せです。

健康を支えてくれるのは毎日の食事です。

私がずっと考えてきて実践し求めた、生きることの意味、食への挑戦についてまとめました。いささかでも、読者の方々のご参考になるなら、これに過ぎる喜びはございません。

2013年4月

柳下昭恵

『食生活で健康と長寿を』　目次

第1章　健全な食生活で健康に生きる

私が健康について思いを抱くようになったきっかけ

私の実父は、病弱で寒い時期になると医者通いが欠かせず、家族で暮らしを支え守る生活が覆いかぶさることがよくありました。そんなことから、私は看護に興味を抱き、病気と接する必要性をわが身で痛感しました。そして、健康に生きていくために欠かせない、さまざまなことが現実に目の前で繰り広げられる看護の仕事に従事したのです。健康とは何か、人間の身体と活動としくみ、病気の原因と体に良い食べ物、生涯を通じて健康な体にするための栄養の摂取の仕方、体の機能を高めること、治療に関するさまざまな選択に私はのめり込み、修業に努めたものです。

最初の一年間は、日常生活の全てが自分と大切な人々の健康につながる尊い行いであると学び、病人と看護、病気発生の原因と治療法、生きる原点、総合的な生命全体の観察から健康を維持する体の基本を習得するため私は、日常生活で一つひとつ実行し、説き明かすために自分と向き合う覚悟の生活が始まりました。

家族の協力によって父も元気を取り戻し、安定した生活が続きましたので、私は就職しました。社会人として明け暮れる日々は充実感に満ちていて、職場は楽しく、飛躍的な進歩ができる意欲的な日々を過ごしましたが、六年間で退職し、新たに専門学校に通いました。二年間の学校生活を終了し、両親の薦めによって結婚、新生活をスタートさせました。

その後は、仕事と主婦業を両立させる生活で忙しく、夢中で過ごして来てしまった歳月です。自分という人間を磨き、健康を維持してきた私の毎日は、体の内部も外部も一定の働きが保てる食養生で守られてきました。そして、正しいと信じられる教えは、自らすすんで実践する生活ぶりでした。自分の体で経験を積み、自分の体を慈しむコツを覚える一方で、生きるための基本から健康の大切さ、健全な価値観を自然に自覚していきました。何ごとにも不言実行で打ち込む私の体は、とても活動的で、来る日も来る日も、汗を流すほど忙しくも楽しく、とても貴重で有意義な毎日でした。そして、そのような日々を過ごすうちに、健全な価値観を知ることができました。

特に、生きるための食事の重要性から、自然治癒力が常に最高に働く体であることの大切さを知り、実生活で心身を養い、頭脳も体もすこぶる活発に働くので、私は、生きる喜びと働く喜びがいつも心の支えとなり、無心に努めた日々でした。

コツコツと続ける努力のすべてを健康に生きるための食事の工夫にあてる私の生き方では、自然の食材からとる栄養素が全身にいきわたります。私の体は、健康に必要な栄養素が不足すると、要求サインを出してくれます。健康は、自分でつくれる自在性と体の不足分を補う合理的な取り組みから生まれます。自分の体で確かめながら生きることが食文化を高めることに通じ、丈夫な身体を守ることは、本物の力を見極めて実践することで、生活の質の向上に役立ち、充実した毎日のくらしに備えることになります。

一人ひとりの生活の活動量により摂取量が異なる食生活は、自分で繰り返しやってみて体で覚え納得するまで探し出す努力こそ、とても深い意味のある、自身の体験から味わうすばらしい発見でした。

自分のやり方を貫き自分の体に一番合った方法で、一つ一つ自分の心と体に聞きながら、目標に向かう生活はとても充実感に満たされました。年齢を重ねるほど楽しみも増え、健康への関心がいっそう高まり、自分に満足できました。家族のお役に立ちたいとの思いから、自分で作る手間をかけた料理は、とても贅沢で豊かな時間と生きる力を与えてくれました。

人間は頼られる人、求められる人、必要とされる人として生きることで生きがいが生まれます。人間の不思議な力は、自分の価値観から生み出されるものです。現在に備える必要な力を育み、自ら体現し理想を実現する力は、将来の文化を担う世代に託したい思いと、健康への秘訣でもあります。

人間は体験したことは覚えているものです。独学で勉強した知識も忘れないものです。人間は生きるために食事をとります。正しい食生活は健康の基本です。

一日の生活リズムを保ち、昔からいわれてきた早寝、早起、腹八分を守り、全身を使いこなす生活術こそ、健康を保つ秘訣です。プロの栄養士や医者でも、肥満や病気になる現代です。誰でも病気をしないとは、いいきれません。その点、家族を守るお母さんの手作り料理は、生命力を育む最高の調理法です。愛情が深いほど、安心と安全な最高のごちそうで家族を守ります。人間は、幼い頃に正しい生活習慣が備わった人は、一生を健康体で過ごせることができるようです。

健康な人は、内臓もしっかり働きます。病気をかかえている人は、今までの食習慣を見直し、食事内容を検討し、改善することをまずやってみてください。人間は楽しむこと、学ぶこと、体を動かし実行する大切さを実感することで成長します。惜しみなく体を動かし、お金も喜びのある楽しい使い方をすることで、心は満たされるのです。

私達の体は、料理として摂取したカロリーは、体を使い動かすための原動力になります。燃焼して使い切ることが消費カロリーです。怠けぐせをつけると、内臓も体も心も怠け者人間になります。人間の体は、不摂生の生活が病気をつくるのです。つまり、自分で病気をつくるのです。

昔からの料理の五法「煮る・茹でる・蒸す・焼く・揚げる」の料理法と、味噌・醤油・塩・酢・砂糖の五種の調味料と、保存料である塩・砂糖・酢・味噌・酒等は、昔から自然な防腐剤の役目をした健康に良いものばかりです。昔ながらの日本の伝統食材は、素朴でありながら知恵が詰まった独自の加工食や伝統食品を生み出しました。現代は添加物ばかりです。自分の体で本物を見極める力を養いましょう。昔からいわれてきた「身土不二」の言葉に見習う生活こそ健康づくりにつながります。

「身」は人間のからだ、「土」は住む土地を指します。「不二」は住む土地と自分の命と健康は切り離せない関係にあることを意味します。生まれ育った環境のもとで、その土地とともにある旬の作物ほど生命力が強く、栄養価も高いものです。その土地で季節を過ごすための体を整えることこそが健康づくりにつながります。

昔ながらの食生活は、自然との共存です。食の基本は、地元でとれる旬の恵みを食卓にとり入れることです。そのようにして自分を守れる人間になることです。肩書きにまどわされずに自分の実践力を信じ、真実を見極める力を養い、昔からの生活の知恵と伝統食材を大いに活用しましょう。身近な郷土の生活のなかで精一杯生きる力を育て、吸収する力と学ぶ意欲を高めましょう。

人生は自分の力で選択

家庭（生活）環境とは、生活の基本を身につける場であり、一番の安心と信頼が得られる憩いの場です。そして私たちの人生は、最初の教育者である両親のすばらしい躾から始まります。両親からの養育と、学校での教育をしっかりと身につけて、社会人として自分でドンドン開発していき、存分に発揮できる人間として生きることです。

家庭をもち、わが子の誕生に感動し、子どもの成長に希望を持って成人までの二〇年を積み重ねていく歳月、全力で向き合い大きな愛情に包まれて成長する日々は、まさに手塩にかけ命の限り生きるように願う尊い躾です。

私の育った時代は、戦後復興の途上にあった日本国でした。復興をめざす変動の中に生きる国民生活は、真面目に精一杯生きる力と国を守る向学心で、老いるほどに学ぶことに喜びを感じるなか、吸収力を強める教えはとても意欲的であり、教養を深め体を動かす楽しみも学び、激動の時代を駆け抜けた時代でした。

今や経済大国日本として、世界に誇れる発展をとげたものの、生活環境にしても文化生活が定着しつつあるものの、現在の日本の現況は厳しくつらい不況と苦悩の日々です。二〇一一年三月一一日の東日本大震災も重なり、不安の多いきびしい状況の中にあります。

このような中でも、信念を持って雄々しく生きる姿や懸命に働く親には、なにものにも制約されない底力があります。行政がしっかり信念をもって指導し、私たちは、自分の存在をしっかり意識して行動すべき時代です。

人間は第一に衣食住を重視するものです。

国民が喜ぶ政策が伝達されない政治姿勢では進展は望めません。「義を見てせざるは勇無きなり」であり、正義であると知りながら実行しない人間、また、身分や立場も考えずに程度をこえるわがまま勝手な振る舞いぶりの人間は、ずるさと愚かさにむなしい限りの実情です。

人間は、年を重ねるほど人の心に感動を与え、支えにもなれる状態になり、人間としてお手本になる生き方は自然に備わっていくものです。

一方、当たり前の常識的なことからはずれていることが平然たる態度で報道される現状には、あきれるばかりです。自分の心の弱さに気がつかない人こそ、言いたい放題、したい放題の他人任せで、迷惑をかけても知らん振り、悪い知恵ばかりが浮かぶらしく、自尊心ばかりがやたらに強いようです。人と対話をしても真剣に聞く耳を持たず、言うことと行うことの実態がとてもかけ離れている人が多いものです。

親とは、もっと目を開いて、わが子を社会的に価値のある人間に導びかなければならず、親としての自覚と責任ある行動が求められる現代です。ご自分の都合ばかり言っているような人ほど、家族愛の乏しい目的のない家庭が多く、ずるくて見栄っぱりな人間が目立ちます。

親なればこそ子を思い、子なればこそ親を思う多くの経験から得る、その家の習慣と暮らし方こそ、教える親の大きな力が助けとなり、誠の生き方を学べるものです。

姑さんの姿勢を見れば、その家の生き方が分かるように、そして、昔から「内助の功」の言葉が示すように、特にお姑さんのがんばりは大きな力となり、家族に輝きが見られます。いつも真正面から話し合える家族として、心と体の生きる力を育て学べる居場所として安心でき、いつも明るく温もりのある家庭生活が営まれています。

誰しも義務教育課程を経て、職業に従事したり人間として各々の力を発揮する選択に臨みますが、最近の世の中の風潮に戸惑いを覚えます。自分の行動に無責任な人間ほど役職につく傾向が多く見られます。私の育った時代には、教員、銀行員、警察官、医師の方々を、両親から、信頼できる高官の人物であると教えられ、尊敬する気持ちをもっていました。

時代の変化によるのでしょうか、高官と言われていた方々がここまで乱れ、ご自分の都合ばかりを優先させて責任や義務を果たさず、人間としての教養も失せてしまっている時世に憤りさえ感じます。自分の目で人の値打ちを見極める力を養い、役職につく人物は、それ以上の力量を発揮すべき権限と人材であることに率先して認識を深めたいものです。

家庭でも、職場でも、寺院や地域社会などどこでも同様で、人の上に立つ立場の人ほど限りなく万人に目を向けて、収めていかなければなりません。

「責任」を果たすことは、それなりの人格的な存在感があって、健康的で模範的な人物でなければなりません。役目とは、育てる義務と安定を計る人材を育てる責任者としての立場が身に備わってこそなれるものです。

模範となれる人格を備え、皆様の声を聞く人間でないと、発展性が望めません。小さな積み重ねがもたらす多くの結果から会得する、自分の体に良い自然の力と、懸命な努力で大きな夢をかなえるために、一年一年健康で若々しい力を存分に注ぎ込み、目標に向けて今日を生きぬく自分に希望を持ちたいものです。

自分の大切な人生です。いくつになっても才能を最大限に生かし、自分の判断力と決断力で未来を切り開き、積極的な行動で価値のある人間としての意欲を示してほしいものです。昔から生活する家庭環境が人の心に与える影響はとても大きいのです。長い人生に、自分が健康で歩むなかで感じることは、生きていられるから何ごとにも挑戦できるということです。小さなことでも輝かせる過ごし方を自分の力で求めてほしいと望む親として、長年にわたる努力と成果のお手本の積み上げを示すときです。

人間は生涯学ぶもの

何もかもが流行の時代です。携帯電話やインターネットをはじめ機械万能の現代ですが、本・新聞・ラジオ・テレビ・電話など、暮らしの情報や生活に必要なことが確実に伝わります。昔から手習いと読み書き、そろばんが重要視されてきて、現在のすばらしい環境に発展しました。中でも本ほど便利なものはないと思って、私は利用してきました。見たい時に何度でも開いて読む、時間がたっぷりあれば、のんびりと読みます。何度も何度も必要に応じて見ることができて、とても気に入っております。

私にとって本は、教養と知性の支えであり、活字もなるべく大きくて、目にもやさしく、軽くて小ぶりでバックの中にも入る便利で時間つぶしの友として、好きな本を読む自由な時間こそ最高のリフレッシュタイムです。

日々の暮らし方の中で、本は読みたい人のためにあります。自由に選べる自分だけの本に元気づけられ、心をつき動かされたり、おおらかな気分になったり、温かみが伝わってきたり、勇気づけられたり、時には、笑いをもよおされたり、心が和んだり、活字という無心の中に努力のみなぎりを感じたりします。

また時には、人間が味わう挫折の経験をバネにして、乗り越える力を授かったりします。本には読むほどに発見があり、学ばされ、教えられ、向上する力を授けられたりします。プレゼントとしても喜ばれる重宝なものです。

この年齢（古稀）になりますと、生きられることに感謝しつつ、長い生活習慣で備わった人生の深さを味わいながらくらします。

時には言葉の力にも、人々を感動させる人間味豊かなものが伝わってきたり、人々の語らいに明るく輝きのある魅力に惹かれたり、また時には、その方の人格の重々しさを感じ取ったりします。そのような方との交わりの中で私も磨かれます。

人間の身体には流行などありませんが、生活に役立つことは必要なのです。人間が生きようとする命がある限り未来に残したいものです。

親から子どもに受け継ぐ深い味わいの中に包まれて身についてきた人間の生活習慣は、幼い時代から養われた本当の生きた教えが家庭から育ちます。より充実した家族生活から生まれる規則・義務・環境・習慣は、一日一日の積み重ねから得た歩みの歴史です。

自然に身についてきた当たり前の躾の大切さは、「三つ子の魂、百まで」の諺のとおり、自分の尊い命を守って終生自分の力で生きられる人間の基本を学ぶことです。どんな素晴らしい教えでも頭の中だけの理解では、いくつになっても不十分な「只の空論」にすぎず、実際に学んだことを実行してこそ生きた言葉の教えができるのです。

人間が生きるために欠かせない食事によって健康を守ります。食事は実践から得る身体の声に応えるものにすれば無難です。私の年になると、体は、栄養が不足するとドンドン要求サインを発信するのです。この生きるためのシグナルは、すこぶる健気な私の財産の一つです。

私の実践録「命あればこそ希望あり」

自力で体得したことは、一生の財産になります。人間の身体に必要な栄養は食事から摂取することが一番望ましいのですが、食生活の乱れによる飲食物摂取の誤り、精神的ストレス、運動不足による筋肉関節の狂い、偏った食事などの原因が積み重なって病気になったものは、改めればよいのですが、一番の困った問題は、戦後の私達日本人の食生活が欧米化し、野菜の摂取量が減少していることです。昔と比較すると、野菜自体の栄養価も、品種改良によって減少し、食べやすさと見栄えを追求する方向に向かいつつあります。そのために現在の食生活では、必要な量の栄養を野菜から摂ることが難しくなってきています。同じ量の野菜を食べても昔と今では、栄養価が違うのです。

昔は農家も多くて、地元で採れたものは、地元で消費されていましたが、現代は外国からの輸入作物も多く産地と消費者の距離が遠くなっていて、季節の物（旬）が分かりにくくなっている面もあります。トマトや果物などは、まだ熟さない内に出荷されます、熟していないということは味も栄養価も満たされていないということになります。

野菜の形にしても、消費者には、きれいな形で虫喰いのない葉菜が好まれます。でも私は、少しぐらいの虫穴は、虫が食べるほどにかえって安心と、両親から教わったものです。また私の育った時代には、祖国再建で生活の基準となる衣食住が重要視されていました。中でも特に食べ物は、食糧確保に皆が必死の食糧難時代で、主食のお米は、食糧管理令で配給制でした。そんな時代を生き抜く両親達は、次代を担う子ども達が栄養失調にならないよう、学校給食制度を創りました。

生をつなぐ食を確保するために身を粉にして働いた時代とちがって、現在の日本の状態は、自由奔放な生活で食べ物はあふれ、自分の好きな食べ物を食べる身勝手な飽食時代に変わってしまい、自分の体に対しても意外に無頓着の人が多いことにびっくりします。日本の食生活は、高度成長期の昭和三〇年代から、生活様式が一変したことと合わせて大きく変わりました。

私達の食生活の急激な変化によって、日本の現在の人々の健康状態は、皆さんの目にどのように映っているのでしょうか。戦前・戦中・戦後の食糧難を生き、どれほど貧窮の生活の中でも知恵と工夫を活かした手間をかける家庭の味を守り、先祖代々から受け継いできた日本食を、家庭を守るお母さんたちの力量で実践し継承して、人間のからだ全体を健やかに保つ方向に、目を向ける時代ではないでしょうか。健康を求める人々のお役にたちたいという思いから、私自身の体で伝統食を習得した私の人生は、健康に生きるための力を捧げる集大成といえるでしょう。

昔の食生活から学ぶ本当の健康効果がある健康食とは、日本の伝統的な食文化を生かす本ものの味と先人の知恵と工夫による保存食など、日本の食の根源から学んで日々台所に立つ私は、実母を思い日常行為の中で家族とともに自分自身に自問自答しながら、不言実行で主婦業に専念し、母親の目的や意義を再認識しながらの挑戦の毎日でした。

本や新聞は特に利用価値が高く、雑誌・テレビなども食べ物に対してのノーハウは注目度が高く、メモっては実行する私なりの答えを求めるに値する自らの実践で、真理を体得するしかありませんでした。私は幼い頃、母や姉のもとで手作りの基礎を教わり、無駄のない食生活が常に頭に焼きついておりましたから、何をするにも工夫することが先決で、すべてに原因があり結果があることは、幼い頃の躾の教えが大きな「基」として、毎日の食事から私なりに体の観察に明け暮れ、自ら実行と自らの心を磨き、存分に体現する私なりの健康法を積み上げ、畑で作る野菜、野草、果物、香味野菜を大自然の恵みから育て、季節が来ると自然に芽吹く、時季が来ると実る食べ物が私にとって妙薬です。

私の体は私が守り、自由に使える体が健康体であるように、栄養が体のすみずみまでいきわたり、全身の細胞を元気にしてくれます。先祖代々の長い年月に磨き上げられてきた生活体験の教えと生活の知恵を私なりに消化し日常生活に取り組み、正しい意味と由来を知ることでますます生き甲斐を感じ、人生の教えと暮らしの知識、地域の言い伝えを学び、来る日も来る日も私なりの実践の繰り返しの継続で健康を維持することができました。

自然環境から学び、自分の力で実践し、全身を使える人間として働き、存分に活用する生きるための生活リズムは還暦までの35年間続きました。生涯設計を立てて、自然と共生・共存しながら目標まで一直線に歩んできた道のりに、私はとても感謝しております。

幼い頃の私は、子ども心に思ったことですが農家は大変で、いつも手伝いをすることが日課でした。私たち家族と、牛・馬・鶏・豚・犬・猫・うさぎの食べ物は畑で全部作り、一年中の野菜・果物・漬け物・味噌・醤油はすべて手作りでした。お米・麦・そば・小麦の作物の収穫時は特に忙しく、食物の保存から日々のおやつまで、全部人間の手作業と自然から成り立つ生活は、人間の体にとてもふさわしい生き方であり、栄養価の高い食事をいただいて成長することができました。今思えば、時代は苦しく貧しかったのですが、家族愛は深く、障子の組子のようになって暮らす絆は強く、家族皆でお互いに支えあった生活は、自然に身についた心の働きと、働くことの喜びを覚えた時代でした。

土に学び、心を耕す自然の影響が強い力を体験する子どもに育ってほしい、自分と家族のための労働に汗を流せる人間に成長してほしいということが、両親の願いであり、躾でもありました。

そんな実母も百歳になり、現在も元気で過ごしております。何事も母を目標に守り続けていくことは、私が誇れる大きな財産です。

私の体は、栄養素が不足すると要求サインを出してくれます。人間には、自分の体を常に自然に回復させようとする力があります。自然治癒力の働きが強いことで血液が浄化され、体内をよい血液がめぐり、各内臓の組織細胞も若返って活発になることから、病気をよせつけない体をつくります。現在は、生きることの喜びを実感するこの頃です。

日本の古来からの伝統食である「和食」のバランスの良さを見直して、手作りする手間と簡単な料理の工夫で、質素な中にも豪快な原動力として、生命をつなぐ値打があるのです。

毎日、料理を手作りするお母さんは、いつも家族の健康状態を診てお腹も心も体も満足させ、脳細胞をイキイキさせる自然の味の食事を準備します。一家の元気は、家族の各自の生活リズムが正しく働くことで健康は守られます。家族を思う心と、母として家族の心身を養う真心は、日々の生活の中で命を養い保つための基本的な働きとなります。

生きることは健康であることです。真実は、自から体現することで自分の糧となります。実践がともなっているから尊いのです。いくら正しい食事をとっても、食べすぎや飲みすぎを続けることは、病気を発症させる原因をつくってしまうことになります。

悪い結果が出ないように、自分なりの食べ物の量を知ることです。それには、活動量や健康状態によって必要量が異なりますので、日頃からこまめに身体を動かし、消費された栄養分を必要なだけ摂取することが望ましく、腹八分目を守ることです。栄養をとりすぎて、逆に健康を損なう方が多い昨今です。

昔ながらの調理法と郷土料理を改めて見直す時期のようでもあります。目的を達することを忘れている人、守らない人、知らない人、やらない人は、少しでも役立つ方法を考えて目指すことです。大切な自分の生きる道を体感し、実行する積み重ねから、自分の力を生かす「目的」を持つべきです。料理を手作りするお母さんの心「力量」に応えられる人間として人生を歩むことです。家族一人ひとりの体が求める食事を作る手間と工夫と季節感を存分に活かした母の手作り料理は、健やかに生き抜く命の力の尊い食事として、毎日を楽しませてくれます。母の手作りの食膳こそ体が喜び、健康を保つ最高の食べる薬「栄養素」をいただくことに、常に感謝の心を抱くことです。

家庭とは、大切な自分の生きる道を安心して積極的に学び、相手を思いやり自分を知る大切な磨きの場であり、うち解けあう会話で日頃の悩みや出来事などを自然に語れる雰囲気は、自分の心を生かし、自立する基盤を養う力を与えられる場です。

どのような時にも両親に守られていて、親はいつも子どもが目指す教育者像「お手本」であるのです。健康の基本を実行し、生活の乱れを見直し、自分自身の力で納得できる体を保つことです。人間は、その日その日が変わらなくとも、毎日、きちんとした生活を過ごしていれば、長い年月を経た結果は驚くほどに異なっているものです。

真実は自らの実践がともなってこそ尊くて自分の身を守れます。人間は食べたら動き、お腹がすくまで全身を使うことの繰り返しです。人間の生き方を学び実践する喜びを覚え、自分のために生きる力を養いたいものです。

健康に生き抜くためには、食事療法・安静療法・養生法・保養方法等を学び、実践することによって、本当の健康を取り戻しましょう。今日という日を精一杯自分を生かして、人生をきり開く生き方を自分自身の力で実行して悔いなく生きることは、とても幸せで楽しいことです。多くの人々と幸福に生きられる命を伝えてくださったご先祖様と家族のお陰と感謝しながら、毎日の食事によって得る正しい健康の近道を維持するためには、本人の実践力とやる気が一番です。

人間は、当たり前のことが守れないところに病気が起こり、当たり前のことを自然に行うところに健康があるということです。「一に看病、二に薬」の言葉のように、日頃の生活を心がけることです。薬よりも養生といいます。薬は使いようで毒にもなるといわれます。

昔からの日本的な和食の原点を見直し実行することが、成人病や肥満を予防する健康な食生活の基本です。世界的に注目されている日本の伝統食の良さの一つは、手間をかけることです。食べる人のために手間をかけることを惜しまないことこそ、何よりのご馳走であり、家庭の味です。

食事は、心を養い、親としての姿勢を示し、覚えてもらうこと、そして、食の大切さを全身で体得させることです。日本の四季に合った生活をすることが健康につながります。大自然の力と時節に応じた食材を無駄なく使う工夫を日々心がける時間と、技と心で実践する尊い食事は、美味しさを楽しむとともに、病気をを防ぐ健康薬として明日に備える生命の力になります。

家庭から育つ力

家庭とは、日々の実践の場であり、自分を磨き、打ち込める生涯の「礎」を造りだすところです。また、生活の営みと人間の価値と尊さを養い学ぶ環境であり、家族が一体となって助け合い、明日へのエネルギーを蓄える休養の場でもあります。両親が見守っている視線を浴びながら成長した身体は、病気にならない強い体に育ちます。

成人になったら、体調管理は自分の力で行える人間になることです。自分の体のために働いてくれる食べ物をとることです。頭で理解するのではなく、体で覚えることで、長い人生の一日一日の歩みから健康は育まれます。

私の幼年期は、早寝・早起き・朝ご飯を、しっかり美味しくいただくくらし方でした。朝ご飯のおいしさは、現在でも同じです。宝石のように光り輝く炊きたてのご飯は、おかずなしでも十分おいしくて、朝のご飯は楽しみでした。母が早く起き、薪で炊くご飯を中心に、家族みんなで食事をとる生活リズムで育ちました。両親の教育ほど尊いものはなく、生きた躾は、「生涯の礎」です。幼い頃から、心が育つ躾をする。相手に対して、真心の見える言葉を使う人は、思いやりの心が相手に通じるものです。

毎日が病気のない活動的で安定的な生活は、食事から始まります。人間は食べ物で左右されます。人生の達人として、年をとっても脳の活動レベルを上げ、活発に発揮する心を持ち続け、頭に刺激を与え頭に良いことをする人間は、若さを保ちます。頭脳も骨も、使えば丈夫になります。一生全身を使える人間として生きたいものです。

食事をしっかりとり、体を動かし、生きる生活術を身につけることです。一人一人が病気になりにくい健康な体になるには、生活習慣の改善と大地を踏む力を身につけることです。幼い頃より、仕事はまねて慣れるものという親の躾には、土に学び心を耕す、自然との関わりの強い力を体験する子どもに成長してほしいという、願いが込められています。

今日という一日を全力で生き抜く両親の姿を目に映した私は、家族の力の偉大さと、いつも十分に発揮できる自分の体を動かし使える健康体で過ごせる目標に、食べ続けた食事と体を守る生活のポイントを知ることができました。

お母さんが生き生きしている家庭は、家の中も明るく、居心地の良い温もりに、心身が満たされます。そんなお母さんは、ご自分の時間を増やす工夫と、育児・掃除・洗濯・料理と家族の体調管理を考えながら、仕事と家事の両立を、限られた時間の中でやりくりするお母さんだからできます。

暮らしの充実の中には、生活管理・栄養管理・財産管理が含まれていて、もちろん自己管理は毎日大切です。母として活きる技を存分に使い、楽しみながら家事効率を考え、目に見えない、大きな母の底力で家族は守られます。

子どもの成長とともに育む健康への食育の一番の教育者はお母さんです。日々実践するお母さんの頭脳は、毎日の挑戦から、仕事と家庭に対する使命感は経験を積むことで、自分のための心も磨く生活です。健康体とは、よく食べよく働き、体を修復させるための睡眠をしっかりとる、生活サイクルの繰り返しです。

身体能力を高め、心が安定する生き方こそ、安心の場「家庭」を築きあげる親としての目的意識を持つ生活は、家族に元気を与えます。家庭から育つ思いやり・がまん強さ・喜び・悲しみ・苦しみ・自信などは、素晴らしい結果や残念な失敗から学び、自分を磨き上げる日常生活の習慣から、自然に備わります。

人間の生活体験から生み出された教えや知恵は、いついつまでも、根強く生きているというのが、歴史的な事実です。

食生活が正常な生活をつくる

幼い頃からの小さな力でも役立つ小さな体で、両手を使い動かす筋肉の感覚や動作、触れることによって、情報伝達が十分に働き、脳も育ちます。使う筋肉が多いほど強くなり、ますます手を速く正確に使うことができるようになります。頭脳も、使えば使うほど生き生き意欲的に創造性を養います。私は、友達とよくお喋りをしますが、そんなときはとてもお腹がすきます。脳は大変なエネルギーを使っていることが解ります。脳は使うほど、血液の量を総動してしまいます。

加齢になると、生理的老化現象で頭の機能も低下します。食べたメニューを思い出せない。同じことを何度も言う。しまい忘れ、置き忘れが増える。探し物をしている時間、場所がわからない。周りへの気づかいがなくなる。外出時に何度も持ち物を確かめる。身だしなみも構わなくなり、何をするにも億劫がるようになるなど……。

ボケ老人にならないために脳を作動させる食事は、ご飯中心の食事が、私の体には一番良いエネルギーです。人間の体の機能は、それぞれの目的を持って動いております。全身が上手に伝達し合うことで、生命活動が発揮できるように作用するのです。運動能力、筋力の衰え、運動不足、体力の衰え、脳の働きが弱い、物忘れがひどいなど、体の機能が低下することは、不十分な食生活から始まります。

人間は、一生努力をする生き者として生きる動物です。人間として役割のない欠陥人間にならないためには努力することです。体は、動かし使うことです。使えば使うほど発達するのです。ご飯中心の食事をしていた昔から食べ続けても飽きないご飯が、日本人の体に一番良い栄養源です。ご飯をしっかりとる食事は、代謝機能が活発ですから、頭脳もしっかり働いてくれます。生命活動を維持するすばらしいご飯で、自分の体を守りましょう。（脚気の妙薬は小豆です。）

人間の体に良い血液の材料となる繊維質、粘液質の多い野菜・海藻・豆類と、主食の米・麦、雑穀・そば等をよく噛み、腹八分目の食事を心がけ、胃腸を健全にして、良質の血液を造り、血液循環をよくし、酸素を十分に取り入れ、排便を完全に行い、血液中の毒素や老廃物を排泄して血液を浄化する、したがって全身の細胞を正常にして、自然治癒力を強めます。昔からの快食・快便・快眠を守れる生活リズムを心がけることです。

日本の伝統食こそ、広く長く伝えられ認められた、生活上に必要な生きるためのエネルギー源です。どのような時代の変化にも大切な意味を悟り、理解して、暮らしに生かす力を生み出し、実践する楽しみと喜びを、よりいっそう深め、人間社会に生かす努力が必要な現代です。食の安全と大切さを覚えることは、実践から学び、自らの心をも磨くことです。

私の体は、栄養素などが不足すると要求サインを出すので、とても便利で助かっております。私が生きるためにいただくご飯は、とても大切な安全食（栄養素）です。私の脳と全身の神経を活発に働かせ、病気知らずの体を維持する栄養源であるからです。時節に応じて調理する私なりの工夫と変化をもたらし、簡単な手作り料理は、家族の尊い命が安楽になるようにと、自然味で守る私の修業でもあります。便利さと手軽さのみにお金を払う生活に「おいしかった」の本当の言葉が聞こえるでしょうか。

何をするにも健康が大事です。現実生活の営みに全力で注ぎ、実際に自分で実行するから意味があります。先祖代々の教えを私なりに工夫する手作り料理こそ、尊いものだと実感します。人間は頭（能力）を使うことで認められ、行動（手を使う術）することで理解され、心（情意）を使うことで人間性が求められます。何事も乗り越える力をもっております。

私は、汗をかくほど体を動かし、消費することを常に頭に置き、自分に合った食事（活動量）を摂取する当たり前の繰り返しです。「食べたら動くこと」人間は必要以上に食べることは、肥満や病気の原因です。何事も口で語ることは簡単でとても重宝であると、常に思い知らされます。

日本の歴史をみても、一九四五年八月一五日の終戦の前、広島・長崎に原子爆弾の投下を受け、戦後の廃墟で祖国再建のために苦しい日々を生き抜きました。日本は、一九四五年～一九四六年に農地改革が行われ、今まで多くの土地をもっていた地主さん中心の土地制度を改め、地主に土地を借りていた小作人が自分で土地を持てるようにしました、この改革により自作農が増え、日本の農村は、大きく変わりました。正しいことは改革する必要があるように、人間の体にも、食事（栄養バランス）・心（ストレス）・胃腸（消化、吸収、排泄）・体力（運動）・呼吸（酸素）の規則正しい生活から、健康は守られます。自分の仕事は、何時でも全身を使える人間になることです。

私も古希、生きている人間である以上、どのような境遇にぶち当たるかもしれませんが、老いても、ご飯をしっかり食べて、脳と自律神経の働きをいつも正常に保つことです。ご飯をあまりとらずに、おかずを多く取る食事では、健康を損ね、機能が正常に働いてくれなくなってしまいます。

現在の生活から、わがままな合理化した生活へとドンドン変容しないように努める限りです。実践的な生き方は、とても楽しく、発見のある喜びを与え、真の値打ちが表われる、技と心の活かされた自身を磨き、ボケ防止にもなる現実的な私生活の積み重ねは、私に与えられた尊い命を守る「食」を創造する大切な役割であると思って、努めております。

守れる母は、家族のことをいつも思い、地域社会のつながりに協賛し、共に励み成り立つ生活は、母親だからできます。昔からの縁の下の力持ちが家庭を支える言葉どおりです。大黒柱（統率者）であるお父さんは、家族全員がいつも元気が出るようにわが家を見守ります。両親がいる安心と、開放的であるが規律ある家庭で、お互いの存在感を知るのです。奮起もでき、親の目が届くことで、注意もでき、危なくないように見守られつつ成長する。よりよい家族生活の営みです。

頭脳と真心と時間（手間）を上手に使う日々は、働く喜びと明日へのエネルギーを蓄える幸せな食事に会話も弾み、心の満足感が暮らしの中にあります。そんな精一杯努める日々の積み重ねから会得した者は、意味深く、価値のある人間として敬いの心が育ちます。

親として、なすべき義務を全うし、安心な家庭生活が保たれる、くつろぎの場を築き家族がいることの大切さは、親として当然の生活環境に、なすべき力を果たし、家族の安定にと、全力を注ぎ切る、家計のやりくりに、いつもお母さんのエネルギッシュな肝っ玉生活は続き、しっかり守られます。

食事こそ生命の薬

食べ物は正直ですぐに体に表れます。素材の持ち味を引き出し、手間をかけることが大切です。人間の体に何を食べてはいけないということはないのですが、病気をかかえてしまった体の方は、制限される食事をしなければなりません。病気には、必ず原因があります。原因をさぐり改め、軽いうちによい方向に戻すことが先決です。

私も、花粉症にかかった時期は、自分をよく観察し、機能のよい体を目ざし、「食事こそ生命の薬」でした。私はご飯を多目にとります。ご飯は水で炊く安全食です。人間が誕生してから食べ続けている宝石「白米食」で私は元気で働きます。古代からの訓示に「人間は三歳までの食べ物が、その人の味覚を決める」と申します。ご飯こそ体の機能を整え、特に脳を育てる栄養素です。

和食の力は、生活習慣にとても大きな役割を果たします。人間は、腹八分目を守る人は健康です。その日の体の動かし方で摂取量も異なりますが、私は、ご飯で調整します。ご飯をたっぷりとり、おかずは、いつも同じくらいとります。

人間の胃腸は、元来、植物の種子・果実・葉・茎・根、動物の肉や骨を何百年も食べ続けてきました。食べ物は命のエネルギー源です。食べ物をただ取れば良いのではなく、消化する胃腸の働き、消化吸収される大腸から肛門を経て、しっかり排泄する働きまでを、よく認識する必要があります。

高栄養食ばかり食べ続けることは、排泄物の糧が少なくなり、大腸は輸送する活動を怠けはじめます。

胃腸の働きを活発にする食物繊維は、海藻類やきのこ類に多く含まれています。これらにはカロリーが少なくて、繊維質は最も多く含まれている、まさに健康食品です。そして、体内の新陳代謝機能を高め、体内に入ったものをきれいに体外に出す働きをするすぐれものです。

穀物や野菜にも含まれている食物繊維は、腸の蠕動をよくし、便通を促し、便秘の解消に役立ちます。蠕動運動を繰り返しながら吸収と排泄を促している腸の働きが弱くなると、免疫細胞の働きも弱くなり、免疫の低下を招きます。生活上の活動をする強度により異なりますが、繊維質は、毎日、必ず摂取するように心がけましょう。

脂肪の多い食事には、生野菜・酢の物・果物も加えましょう。農作業の時などの夕食は時間をかけ、疲労回復剤にお酒をチビチビ飲むと、体が早く回復し軽くなります。

睡眠時間もたっぷりとり明日に備えます。活動的な毎日のために、体によい旬の野菜・旬の果物・旬の魚介類で大切な体を守りましょう。

私は、毎日ご飯をたっぷり摂るので、内臓機能もしっかり働いてくれます。体中によい血液が流れることで、円滑な働きができます。

いつまでも快適な生活に生きることは、頭脳を使いますし、働き方次第で老化も防げ、ボケも防止でき、生涯健康ですごせることが、私が目標とする古稀の願いです。

私はご飯が大好きですが、白い食品は体によくないと聞きます。では、白い食べ物とは、どんな食品でしょうか。米・パン・めん類・芋類・牛乳・豆腐・かまぼこ・ハス・半ペン・大豆・竹の子・塩・砂糖・カンピョウ・酒などが浮かびますが、どれも私にとって大切な食品です。漂白剤で白くした食品が多い現在ですが、漂白剤は、体に良くないと言われています、食品を漂白する必要はありません。

畑の農作物や果物は、特に体に良い必要なものを作っております。安心・安全とバランスは、自分の体で見極める力を養うことです。体に良い鮮度の高いものを選ぶことです。旬の素材を活かす工夫と調理の仕方が大切です。お母さんの手間次第で、心もお腹も満たされます。

時代を生きる心の詩

人間は生きていくことの基本である食べるという当たり前のことができることが、どれだけ幸せな生活であるか、また、家族とは、両親とは、兄弟姉妹とのつながりと関係はと、考えさせられます。

「絆」と愛情に包まれた日常生活が一瞬の間に失われてしまった平成二三（二〇一一）年三月一一日、

東日本大震災の災害の凄まじさは、あまりにも大変な出来事であり、一瞬、目がくらみ、胸の痛む思いとともにわが身に替えて考えさせられたことでした。

あまりにも大きい自然の恐怖に茫然自失のありさまで、テレビの報道に釘づけ状態でした。人間の力も偉大ですが、自然の脅威の凄まじさは、実際にわが身に振りかからないと、その意は理解できるものではないと思い知らされました。

私は母の教え「どのような時にも、汗をかく人間になりなさい」がひらめき、生涯自分を守る力は、日常生活で発揮される常識であり、真に役立つ躾は、毎日の生活習慣から生きる幸せを積むものと理解できました。

成長とともに体験することで覚えたことは、忘れないものです。

人生の出発点は家庭です。生活のつながりから相手を思い、自分を知る、大切な磨きの時間は家庭があることを、痛切に感じさせられたことです。

人生の生きる喜びを知ることは、健康であることで命は宝の宝です。

大正一二年九月の関東大震災から昭和四年までの7年間の日本は、「冬のような淋しさ」と、当時の新聞に書かれています。

不景気に苦しめられた時代を精魂こめて乗り越えた国民の堅実な働き「基」のお陰から、日本の経済は発展へとすすんでいきました。

苦しくも堪え忍ぶ当時の暮らしがひしひしと伝わる、心の想いを詩に著したのを大先輩である富士市川尻町の鈴木玉留様より、送っていただきました。貴重な体験と切実さを、しみじみと感じさせられる詩です。ご紹介いたします。

大正生まれの私達
明治の親に躾けられ
清く優しく美しく
大和撫子そのままに。

大正生まれの私達
お国の為と働いて
親の言葉に逆らわず
何が何でも親孝行

大正生まれの私達
青春時代は戦中で
綺麗な着物も服もなく
防空壕で夜を明かす

大正生まれの私達
娘盛りを重労働　恋しい
人とも生き別れ
モンペ姿で涙ぐむ。

大正生まれの私達
終戦迎えたその時は
青春時代も終わる頃
何もない時　嫁となる

大正生まれの私達
関白亭主に悩まされ
配給米でやりくりし
可愛い子供を育ててた

大正生まれの私達
高度成長に手をかして
家庭と両立共稼ぎ
仕事　仕事と頑張った。

大正生まれの私達
やれやれほっとした時は
60前後の年となり
世の中すっかり変わってた

大正生まれの私達
月の世界に行かずとも
広い世界に目を開き
明るく生きよう

この時代は、捧げて生きる心の厳しさと、終日働くことを誇りに秘めた生活でしたが、苦しくても心までは貧しくなかったと、その時の胸中を語る鈴木様はとてもお元気で、強い意志をお持ちでおられます。

ご年配の方々の話には、常に学ぶべき点が見出されます。私の人生をしっかり支える心の柱となります。苦しかったことを忘れない人は、どのような不況の時代でも、その苦境に耐えようと努力をします。生きる意欲と強い意志が行動を起こさせます。実行しない人には、どのようなことも役に立ちません。頭で理解するのではなく、体で覚え、個性を伸ばす教養が必要です。自己学習意欲を育てる躾が大切です。

長い人生では、どのような難儀に遭遇するかわかりません。人間の人生は順を追って進み、その目的の階段を一つひとつ踏み越える人間の「力業」が生かされます。生きることのすばらしさには、「人生意気に感ずの如し」で、人は、自分を信頼してくれる相手の心意気に感激して仕事をしたり、力を貸したりするのであり、名誉や欲のためにするのではないものです。

長い人生には悟らされる時があり、必ずや身に及ぶものです。文化的な生活を営んでいる昨今、空論を談ずる時間よりも、真実を語る実践力と判断力の備わった生き方しか価値はないのです。人間は、わが身にぶち当たってこそ解るものだといえましょう。肩書きにとらわれず、真実を見極められる人間になることです。両親に養育され、りっぱな頭脳と両目と両足を使い、両手で実践する行動力がともなってこそ、価値のある生き方が身につくようになります。

いつでも自由に使いこなせる健康体こそ「資本」です。食事の大切さを体の中にしっかり刻み込んで生きることとです。心臓がしっかり働いてくれるから生きられるのです。心臓が体中の血液をすみずみまで流す力を与え、規則正しい生活が頭脳を働かせ、体全体を支配します。健全な身体に宿る健全なる精神を大切に、健康な生活術を生かして、生きる力を養いましょう。当たり前のように感じている暮らしへの感謝を忘れずに、心に温もりのある人間になる努力が必要な時代と思われます。

人間は、何事もマンネリ化すると自惚れが出てしまうものです。人間は一つひとつ年齢を重ねるほどに、成し遂げる力量が大きくなることで楽しく生きられます。昭和の時代から平成の時代へと移って、人間の結集力がよりいっそう望まれ、示さなければならない現代です。年齢の重さほどに皆さまのお声が届く人間として、惜しみない力を発揮し、お金は生かして使い殖やすものです。

人間は、やる気があるということは、脳がしっかり活発に活動している証です。人間は働く動物ですから、働けることは健康ということなのです。人間は、心の力が弱いと誤ちを繰り返すものです。自分をコントロールする努力がなければ健康にたどりつくことは不可能です。

人間は、学ぶことに年を取りすぎたということはないのです。健康に生きられることに誇りをもち、学ぶことにいっそう意欲的になりましょう。お年寄りの頭脳こそ知識や経験の詰まった知恵の宝庫であり、生きているすばらしい図書館です。

核家族化時代ですが、亀の甲より年の功と、昔から、お年寄りを囲む大家族の毎日は、相手を思いやり自分を知る、大切な磨きの時間であり、学ぶ場でもあります。年齢を増すほどに生活時間を有効に取り入れ、心と体の健康を保ち、メリハリのある、生き甲斐のある生活を心がけ、健康維持につとめましょう。

人間は、年齢とともに深まる心の年輪を刻み生きる喜びの証しとして、これからの世代への模範的立場として、一人ひとりの力が試される時代ではないでしょうか。

人生百年を想う母の記

三つ子の魂百までも「体で覚える」といいますが、三つ子の知恵百までの母は、脳と体が覚えていて、脳が自分を命令し体が動くといいます。

一九二三年の関東大震災から戦争が続き、一九四五年の終戦、戦後と、苦しい時代に生活は破壊され、食糧難にみまわれて、ようやく飢えをしのぐありさまでした。戦後の混乱の暗い時代と不景気に苦しめられた日本国は、皆、誰しも一生懸命生きてきたのですが、都市も農村も、苦しい生活からなかなかぬけ出すことができなかった時代でした。

ゆがんだ農地制度が問題になっていましたが、一九四六年に農地改革が行われて、日本の農村は大きく変わりました。

祖国再建をと生きぬくための生活の基準となる衣食住はとても深刻でしたが、特に困ったのは、第一に食で、食糧管理令によってお米の配給制度が始まりました。自作農が増え、何もかも人力の労力でやらねば終わらず進まず、一身の力と一心の手間が生活を支える戦後の荒れはてた時代を生き抜いた明治の母は、生きるための生活に夢中であったとつぶやきます。

今は生きることに誇りをもち、恥じない人生に憧れ、昔を思うと若い頃に比べ体力の差はあるけれど、現役の健康体は今日もさわやかな空気に包まれ、気持ちよく土とふれ合う生活は活力を与えてくれる不思議な土の力がとてもありがたいと、感じられるのです。

一日を存分に使う丈夫な体は、工夫（脳）と、目的（行動）と、達成（満足感）の繰り返しです。命の限り家族に役立ちたいと好きな野菜作りに精を出す暮らしは、いつも自然に包まれ、生きぬく強さも健康の一助になったといいます。いつも、思うより実行を貫き、本当の生き方とは病気を作らない生活を目指すことだと明快に話します。

今日も大地を踏みしめ、生き甲斐のある畑で夢中になって体を動かし、一本一本の野菜に手をかけてやれば丈夫に育ってくれると、その楽しみを毎日見られることで自分も元気であると、頭脳も記憶も話す言葉もハッキリ、しっかりしておりますが、片方の耳が遠いようです。

自分で自在に管理しながら、一日一日を動ける体でいられることに備え、自分に与えられたお百姓という生活が老後を思うままに生かしてくれ、いつも家族が見守り続けてくれるお陰で、大きな負担を感じずに過ごせるのだといいます。これまでの積み重ねから得た、尊ぶべき健康に生きる術「お百姓は母のマジック」として長い歳月のなかで培った体は、自然に備わった人生を務め上げげただけのことといいますが、もう少しいとおしむ人生に心するのだと、言葉少なげですが喜ばれることができれば嬉しいと、常に願っているのです。

自分の健康を守ることは当たり前ですが、一緒に暮らす家族のためになる生き方をしたいと話します。生涯を健康で過ごせることほど幸せなことはない。誰にもできることなんですが現実に実行することで簡単に自ら守れることと語ります。

経験の深い人間は頑固でもあると感じながらも、健在な母が今日も、すべての力で大地「畑」に向かう姿は、百年の歩みをなしとげた命の重みと、生活の経験から得た知識と、家族の大きな支えがここまで母の人生を豊かにしたのです。

活動的に働けることの幸せは健康体であるからと、自分で見いだす魅力のある生き方「お百姓」は、百年経っても続けられる、自然とともに生き学ぶものと、最後まで自立した元気な生活を過ごしたいと願う安心生活は、太陽暦とともに生きる日本の四季「二十四節気」に合わせた暮らしが当たり前と、生きる意欲を定める悠々自適な暮らしに、明るい笑顔と元気なパワーがはじけ、これからまだまだ続きそうです。

人間が生きる鍵は、しっかり食べて、体を使うことで満たされる、長年培った経験から間違いのない判断で生きることが大切と話します。人間は、生き甲斐のある生活をすることで健やかに生きられます。百年の歩みは、農業を守ってきた食生活にあったと、人間は食べるから生きられる、関東大震災から昭和の激動史＝悪夢の15年戦争（昭和六年～昭和二〇年）の時代を生きられたのは、農業があったからといいます。

自分で種を蒔き、育て収穫する繰り返しに、春夏秋冬の四つの季節が移り変わる実際の暦を目安に農作業をする母は、「季節と暮らす生活は人生も同じ」といいます。規則正しい生活をすること、幸福が実る一日一日を精一杯生きることで、今日の百寿を迎えられたこと、尊い命を生かし続け百年経っても、制限のない食事がいつも美味しく頂戴できて、とても幸せですと、晴れやかに語ります。

今日の百歳の誕生日は、おばあちゃんが心に秘めた目標でもありましたと、この成果の満足が、皆さんとともに百歳の導きを寿ぐ華やかな祝宴ができて、人生最高の歓びです。皆さんありがとう、ありがとうよの言葉に、大きな拍手喝采を浴びる母の輝かしく愛おしい姿。元気を授かろうと、皆々さんから握手を求められる母。毎日大切に見守るご家族に、感謝申し上げるとともに、心よりお喜びを申し上げます。乾杯!!

美味しい食事は母の手間

旬の素材を摂るとは、「春夏秋冬」その季節に合った栄養価が最も高くおいしい食材を食すことです。季節の自然「土・温度・湿度・日光・雨・空気」の恵みをいっぱい浴びた栄養分たっぷりの山菜・野菜・魚介類・果物などをいただくことです。

たとえば野菜は、みずみずしさと、色あざやかさと、香りで、さあ、もう取ってくださいとばかりの美しい姿で、収穫時期を迎えます。

旬の食材を使った手軽で無駄のない料理を作るお母さんの手作りの「手間」は、家族一人一人に、体が喜ぶ安心と至福をもたらします。毎日毎日、お母さんが創意工夫をする調理法は、天候を考え、味つけや食材の彩りを工夫し、組み合せる素材の旨味を活かしたもので、愛情がいっぱいつまった食事です。質素ながらも家族のお腹を十分に満腹させる量・質ともに満足感のある食事は、まことに生きる力になります。

お母さんの手間「真心」は、家族の活動量や健康状態によって、献立は、子ども用・大人用・老人用とあり、成長期の子どもにはボリューム感のある食事、労働する体にはエネルギー量を加減したりと、長年の生活習慣の積み重ねから工夫されています。

私の幼少期は食糧難でしたが、どのような忙しさのなかでも三度の食事は、畑にある旬の食材で作る自給自足の献立で、家族全員で食卓を囲み、両親は、必死に家族を守り抜きました。

一九一四年から一八年までの第一次世界大戦に始まって、一九二三年九月一日の関東大震災で世界的な大恐慌にさらされた不景気の7年間を乗り越えたら、つづく一九三一年に満州事変、一九三七年には日華事変がおこり、ついに一九三九年に第二次世界大戦になり、さらに一九四一年一二月八日には太平洋戦争へと戦火は広がりました。

そして一九四三年に日本はガダルカナル島で敗退、一九四五年八月一五日に終戦を迎え、ようやく平和な日常を取り戻したのでした。

私の実家にも戦死者がおりました。国民の生活は破壊され、大変な食糧難にみまわれました。農村に買出しに行き、かろうじて飢えをしのぐありさまでした。一九四六年に農地改革が行われ、日本国憲法が公布され、一九四七年には新憲法が施行、六三制教育法が公布されました。二〇歳以上の国民に選挙権が与えられ、行政刷新の第一歩を踏み出したのです。

一九四八年に国民の祝日が決められ、勤勉な国民によって、国土はりっぱに復興しました。戦後の廃墟から祖国を再建するために、苦しくもこの時代を生き抜き、現在のような経済大国として発展したことに明治の母は、「幸福すぎる」と口ずさみます。

そんな実母は、お百姓の仕事があったから、丈夫でここまでこれたと話します。百年の歴史の流れと人間の動きを深く感じながら生きて来れたのは、自然から学ぶ土「畑」があったからとも話します。どんなに苦しくても、畑と家族を守り育む力は生活の中にあり、自然と生きる術が母の健康体の現れです。

百年の誕生日を迎えた人生の生きた鏡は、今日も「自分の心と体に聞きながら自分の信じる道を進むしかない」と淡々と言います。自然との共生に笑顔がほころびます。

母の健康

一九四五（昭和二〇）年の日本は焼け野原であったと、実母は振り返ります。そんな時代を生き抜いた実母の言葉には、人間偉くなって有名にならなくとも、丈夫で育ってほしいと願った母の心が表れています。現実に昨今の日本の状況から、「義を見てせざるは勇無きなり」、どんな偉人でも、当然行うべき正義と知りながら、実行しない勇気のない人格者が多い現状です。

私の歩みも、夢中で生きてきて古稀に近く、人間としての長い旅の道中です。人間何事も、その時がこなければ分からないものです。学校の勉強ばかりしていての成績では、肝心の中身がともなわないダメ人間の人生になりかねませんので、柔軟な頭で生きることです。
人柄がすぐれている人ほど知識も豊富で、知恵を磨き存分に使いこなしている人こそ、信頼され、尊敬されるものです。生きる喜びを感ずる人間になり、自分で努力して求める幸福の道をひらくことができるのです。一生を過ごすために「無理」のないように全身を使いこなすことが健康につながります。

毎日を懸命に努めるためには、丈夫だからできる自分の体に責任を持つことが必要です。自分の不注意から起こってくることの大事が読めない人が多く、責任観念の乏しさをまざまざと見せつけられます。心身を尽くしてたゆまず努力を重ねれば、いつかはなしとげられるものです。人間はいくつになっても「言うは易く、行うは難し」であるように、実行することはむずかしいものです。

永い人生の旅の中身は自分でつくりあげるものです。人間は、病気をつくるのも自分であり、健康な体をつくるのも自分なのです。食生活は生涯続くのです。人間が人間として生きる目的、脳の働きを活発に活動させるためには、日本人の大好物であり、先人達の教えでもある食べる宝石「ご飯」をしっかりとることです。

体を動かして新陳代謝の活性化を図るには、日常生活の中で活動的に暮らす工夫を心がけ、生活習慣病になりにくい体にすることです。そのためにはまず、人間の血管を老化させる原因になる肥満にならないように注意しましょう。自分の肥満度を知って肥満の解消に努めましょう。

☆ＢＭＩ方式で体脂肪率を計算して自己査定しましょう。

①ＢＭＩ方式で体脂肪率の目安を知ることです。体重計などでも計れます。ＢＭＩ（ボディーマス

インデックス）とは、体格指数と呼ばれるものです。肥満を判定する目安として使用するＢＭＩの基準（表）。

人間は、体を動かさないことで運動不足によって太りすぎると、心臓への負担が重くなり、呼吸障害を起こすなどの悪影響が生じます。人間は動く動物です。活動的な生活を送る工夫を心がけ、病気をつくらない生活態度で、体力づくりを習慣化させましょう。

古来から健康に暮らすための格言として言われ続けている「腹八分目」を守り、ご飯よりも、おかずの取りすぎに要注意です。素材を活かした味付けなど、お母さんの手作り料理には疲れた心身をほぐす偉大な力がひそんでいます。

それは何でしょうか？

①お母さんの料理には、どんな調味料を使ったのか、どのくらいの分量かがわかります。

②手作りする食品には添加物の混入がありません。

体格指数（ＢＭＩ）＝体重（kg）÷身長（m）÷身長（m）で計算します。
例）体重58kg、身長157cmの場合＝58÷1.57÷1.57=23.5は普通と判定。

ＢＭＩは体重と慎重のバランスをみる判定数値です。
日本では、18.5以上25未満が正常値とされており、22が健康的なＢＭＩ値とされています。18.5未満がやせ方、25以上が肥満と判定される。

				18.5			22			25			
目安 →		やせ方					普通	（正常）				肥満	
15	16	17	18	19	20	21	22	23	24	25	26	27	28

例）身長170cm体重78kgの場合のBMI＝78kg÷1.7÷1.7＝26.9＝27は肥満と判定。

②標準体重の出し方、日本では最も病気になりにくいBMI値が22で求められます。
標準体重＝身長（m）×身長（m）×22＝体重（kg）
例）身長156cmの場合1.56×1.56×22＝53.525＝54kgとなります。

③安心な安全食です。

食べ物の好み・調理法・生活のサイクル・価値観は、家庭により異なりますが、良い習慣を躾る、両親の存在感を感じさせるくらし方が必要です。両親とは、家族を守る家庭を創り、家族の命を守る安全性と、日々の暮らしを健康で快適な居心地のよい場にする努力が必要です。

笑ったり、泣いたり、苦しんだりの中に、それぞれの生き方に求められた役割と義務的な生活を果たしつつ育まれる自然の躾は備わります。人間の人生は長い旅です。何か悪い出来事にぶちあたると人生に狂いが起こり、解決するには責任の負担が重く長くかかってきて、一生背負うことにもなります。善悪の区別が分かる人間として生きることです。

健康を与える毎日の食事で幸せな生活を営むために、自分の体にも耳を傾けてほしいものです。人は、幼児期の食習慣からなかなかぬけきれないものです。自分で体験することは自信と成功への秘策であり、自分で学習して得た知識は忘れませんが、自分で気づかなければ発見も解決も望めません。

子どもの頃の食生活が一生の味覚を左右します。大人になってから、よいお手本になれる食生活をしたいものです。人間が生きることで一番重要なのは食事です。代謝を活発にさせるためには、先祖代々食べ続けてきた安心なご飯「炭水化物」をしっかりとることです。

二〇一二年二月に「百歳の上寿」を迎えた母は、どのような時にもご飯のお陰で今日まで精一杯生きられた、苦しい戦時中にも農家であった養の力は、ご飯があったから乗り切れたと堂々と語ります。芋類・お米・きび・あわ・麦・そば・とうもろこしの主食類、おやつも煮たり、焼いたり、蒸したり、揚げたりと、工夫次第でお腹いっぱい食べても内臓機能に負担をかけない安心なものです。

昔から、自然の恵みと、毎日を元気にする季節の習わしには、人と人のつながりから連帯感が生まれ、メリハリを与えてくれ、自分の人生にさまざまな幸福が実ります。

母は、自分の力で求められ実行できる日々の積み重ねに生き甲斐を感じる生活習慣であった、そして、働くことは自分を元気にする心強い味方であり、畑の収穫時には自分なりの結果が試されるので心からウキウキするといいます。

百年の歩みは、行動力と満足の得られる本当の力を現実に向けて、生活に必要な力と魅力のある野菜作りに励むことは知力を養い、幸せを生きることにつなげ、毎日が楽しくてたまらないと自分の生活に充実感がありよく動くせいか、何でもおいしく食べられると自分で鍛える力を持つと体は強くなり、働くことに魅力を感じる母の姿は、どこから見ても輝きがみなぎり、今日よりも明日に生きる強さのお手本です。

人間は生涯動ける体をつくることが健康につながると伝える古人の経験は貴重であり、健康な体こそ実りある人生を育みます。そして、日常生活に欠かせない食事はとても大切です。私達が生活するうえで具体的に記した当たり前のことですが、知恵と歴史から生まれた現代人様式のなかで使いこなし、自己管理に役立て、健康な生活を目指してほしいものです。

母と私の二人三脚

☆医者の不養生、プロの栄養士でも病気になる

自分の体の管理ができない実践力の乏しい現代です。一九五三年（昭和二八年）テレビ放送が開始されて60年の現在、テレビ放送は食べ物番組が多く、飽食生活に苦しむ生活習慣病の不健康な患者の

多さに目を見張る思いです。

健康とは何か？ 戦前、戦中、戦後を生きぬき、現在も病気もない健康体を維持する底力で上寿を全うした実母に、目標を定め、二人三脚で求めた私の体は、栄養が不足すると要求サインを出してくれるとても便利な体です。体が必要とする五味も同様に、その時の体調に合わせて体がサインを出します。長い年月に実践した経験を積み上げた親の役割と、先祖様から受け継いだ家庭の味を守る、どのように忙しくても手間を加えたその家の味は、春夏秋冬の四季の食材の手作りと、日本の伝統食です。昔からの調味料である味噌、醤油、酢、塩、砂糖、酒、かつお節、ハチミツ、煮干を使い、毎年、定番料理の繰り返しですが、昔の素朴な懐かしい味がいつも私達の体も心も元気にする、旨味を活かした食膳です。ご飯中心ですが、新鮮野菜は自然の恵みいっぱいの時期を逃さず、栄養たっぷりのご馳走には母の力と技が詰まっていて、季節感もたっぷり味え、楽しい至福の時間です。

生きることは食べること。体の体温を保つための食事をとり、体を動かし、働く楽しみを得る体づくりと体内の老廃物を排泄することの繰り返しが健康につながります。私流の知恵と自然との共有から得た健康に生きる毎日の生活は手作りです。関東大震災から終戦時代の苦しい食糧難を懸命に家族を守り、貴重な食材でお腹いっぱい満足させる工夫と知恵は母親だからできたのです。両親の偉大な力と、お百姓だから畑には季節に応じた野菜や果物が必要なだけ存分に採れます。素材のもち味を上手に使い、短時間で作る昔の手法です。体に良い古来からの食べ物は米、野菜、豆類、海藻、きのこ類は体を元気にする食材です。

毎日の食事は、腹八分目を守り、美味しく食べる料理です。日本古来の食文化の伝統を守り、長い歴史から生まれた発酵食品の知恵は、貧しくも生活の中に、りっぱに役立った日本人の力の源です。

ご飯を山盛りに食べ、腸の働きを元気にする発酵食品の漬け物や味噌汁は、健康を支える日本人の活力源です。どこの家庭でも、代々受け継がれてきた母の力と技には、時間と手間が加わって健康を増進させます。

日本食のルーツである日本の生きた食べ物、発酵食品は体が喜ぶ昔からの食効です。暑い夏に身体を守る、うれしい甘味の冷えた甘酒と、日差しの強い場所で働く時には梅干の有機酸が代謝を円滑にし、体を回復させる。両方とも、昔からの常備薬です。梅には計り知れない薬効、食効があり、千古の昔から万能健康食品として使われてきました。特に梅のすばらしい効果は、医者泣かせといわれるように、医者を殺すに刃物はいらぬ、朝昼晩に梅を食べよ、という諺まで生まれたのです。梅干しは、三年以上の古いものほど塩がなじんで味よく香りよく、効能もよいといわれ、古来から薬用としても重宝がられてきました。

私の体を来る日も来る日も守り続ける命の食事は安全で、本物の味は、代々から受け継がれた知恵と、太陽下で露地栽培されて自然に育った食料と身近な薬効食品によって健康を自衛しようと身に付いた証です。「習うより慣れろ」の実践力から生まれた正しい食事によって、内臓もしっかり働きます。

若い健康体をいつまでも守れる真理を自身の力で掴み、日常生活に取り入れ、豊かな健康な人生は、皆さまの生きる強さと実行する努力で生まれます。いくつになっても学ぶことに終わりはないのですから、老いるほどに自由な時間を有意義に使い、喜びのある素敵な人生と生き甲斐のある生活習慣によって健康は守られます。

人間の歴史が生み出した価値をいっそう高め、毎日の栄養剤として、生活に役立て、時代の変化から、考え方や感じ方は人それぞれですが、現在のめまぐるしい社会だからこそ、考え方をタイムスリップして、少しでも心の糧となるように、大切な体は自分で守る確かな目を養い、暮らしに活用し、病気を寄せつけない体力づくりを支える条件を求め、毎日の暮らしにできることから始めましょう。

身体が喜ぶ昔のおやつは澱粉質の手作り

澱粉質の手作りおやつは、体の機能を高め代謝を活発にする素晴らしいおやつです。子どもからお年寄りまで、また来客や人々の寄り添いの場などで、自然を活かす手作りおやつは、幅広く愛され続ける懐かしい味で、栄養がいっぱい詰まった活力源です。

疲れる体を癒やすおやつは、体内で効率よくエネルギーに変換されます。甘いものには、筋肉疲労を回復する役割があります。疲れた時に甘いものをとると元気になる糖分は、血液の吸収が早く、直接エネルギー源として、使われるからです。内臓器官に無理な負担をかけない、人間の身体が喜ぶものとは、先人が教える昔から味わい深い季節の恵みいっぱいの栄養価の高い食材で作る安心して頬張れる家庭的なおやつです。素朴な甘味と心のこもった母の願いを「守れる」をいただき、心身の健康をも保つ、知恵と経験を活かした温かく楽しみなおやつとして現在でも。人気があります。

手間を惜しまず作る時間は楽しみで、何にしてでも味わえる喜びを伝えるお米・芋類・小麦・豆類を使う、母の手作りおやつは、季節ごとに食べることで体だけでなく、心にも栄養を与えてくれる、とても身体にやさしくて体を守る、潤いのエネルギー補給源です。

大切な家族のために、貴重な時間を賢く使って母が願いをこめて作り、旬の素材を食べる安全なおやつです。健康的な体力作りと、気持ちの元気回復と、経済的な無駄のない安心できる澱粉質の手作りおやつは、腹持ちがよく満足感があり、夕食時間までのつなぎに最適な元気おやつでもあります。

季節の物が身体を守ります。家庭で作れる簡単ジュースや手作りおやつは、家族の健康を願う母だから、手間を惜しまずに作れます。生きるための心に、栄養がしっかり満たされてこそ発見もあります。来る日も来る日もワンパターンになりがちですが、旬の素材を使ったおやつで元気に動き、健康は守られております。

手作りおやつには、自然が産み出す色が見る目に楽しみを与え、素材の味も楽しめる懐かしい味わいがあります。そして、安心の満足感を感じられる旬のおやつが、毎日を快適に過ごさせてくれます。家の畑で育った、形や大きさが不揃いでキズ等がある規格外の野菜、例えばカボチャ・サツマ芋・人参・ヨモギ・里芋・小松菜・大根葉・人参の葉・小豆・シソの実・ニガウリ・枝豆などの材料に、酒かす・おから・抹茶・ゴマ等を加えて作る手作りのおやつは、毎日食べてもあきのこない自然の味で、何個でも食べてしまいます。

花粉症の時期には、シナモンをたっぷり使う揚げまんじゅう、蒸しまんじゅうが、体にやさしい感じで、花粉症にも効く気がします。毎日を健康な体で過ごせるようにとの思いやりの手作りに、挑戦する楽しみもあります。

何事も最初から過大な期待を持たないで実行することです。期待が大きければ失敗した時の失望感は増し、それが原因でやる気を失うこともあります。出来上がった時に、喜びや満足感、達成感も味わえます。

手作りの物は、人間の心に安心感を与えます。手作りする人の人柄が見えて、誰にもできることですが、自分で実践するからわかります。実行しない人には、心が伝わりにくいものです。何でもお金を出して求める人、誰かに頼む人は、人間のずるさが心にひそんでいる方です。自分にたいして良いことをする、努力のできる人になりましょう。自信を持って、自然派健康術で心をいやし、明日へのステップに備えたいものです。賢いお母さんだから続けられます。

昔の食べ物は、お金や時間をかけない簡単な食べ物ばかりです。でも、手作りをするお母さんの、家族の健康を思いやる愛情と優しさが込められています。そして添加物などいっさい使用してないので安心感を感じます。

無駄のない、家族の健康を考えるお母さんの思いやりで守り続けられてきた手作りおやつは、昔懐かしい味そのままの最高の贅沢な食べ物です。添加物が入っていないので、安心しておいしく食べられるのです。その味を守ることができるのは、一家を守るお母さんしかおりません。お母さんがどんなに忙しくても手作りするから家族の健康は守られるのです。

今でもよく作る昔のおやつ

①芋類や栗・トウモロコシと野菜のおやつ

里芋・サツマ芋・ジャガ芋・トウモロコシ・栗は、茹でたり、蒸したり、焼いたり、干したり、揚げたりします。

ヨモギ・カボチャ・芋類・大根の葉・人参の葉・ゴーヤなどは、とても多く収穫できますので、ゴマや抹茶も用いて、蒸しまんじゅうを作ります。

②小麦粉で作るおやつ

フライパンやホットプレートで作るホットケーキ・どら焼き・大判焼き・オムレツケーキには、バナナやイチゴやパインやジャムを中にはさみます。小麦まんじゅう・蒸しパン・たまごポーロ・クッキー・ドーナッツ・野菜ケーキなど。

③米粉のおやつ

餅米で作るのは豆餅・ヨモギ餅・おろし餅・大福餅・カボチャ餅・紫サツマ餅・柏餅・のり餅など。団子にはみたらし団子・カボチャ団子・枝豆団子・ヨモギ団子・ゴマ団子・きな粉団子・小豆団子・白玉ぜんざい・お汁粉・抹茶汁粉・おはぎ・おこし・あられ等。

④寒天でつくるおやつ

みつ豆・抹茶ゼリー・牛乳カン・フルーツパフェ・プリン・水ようかん・フルーツ寒天・ところてん・コーヒーゼリー等。

芋や豆類・小麦粉・米粉・寒天を用いた手作りおやつは、季節に応じて作る昔からの家庭の味として、家族みんなで味わったものです。季節が来ますと、自然に体が要求する昔ながらの手作りおやつには、作る楽しみもあります。古里の懐しい味は体が喜ぶので、いつまでも残したいものばかりです。

三大栄養素の一つ脂肪酸

寒い冬の季節には、体温を保つためにどうしても脂肪は多めにとりがちです。脂肪は体内組織としての潤滑油ですが、炭水化物やたんぱく質と比べると二倍以上のエネルギーを出します。取りすぎると体内に皮下脂肪として蓄積されます。脂質の多い食事のときは、野菜、海藻、きのこ類、果物などもとるように心がけることが大切です。人間は寒い冬になると体を守るために高脂肪食をとるのも生活の知恵です。

自然の恵みで脂肪の多い種実類（ゴマ、クルミ、松の実、ぎんなん、落花生）と卵は、昔から生活習慣病の予防には格好の食品でした。特に、ゴマ、クルミは内臓強化、老化防止、健脳、高血圧予防、美肌作りとして古くからの強壮滋養剤として用いられてきました。現在では、お肉が自由にもとめられます。動物性脂肪の肉類は、寒い時期にはとても効率のよいエネルギー源です。脂肪食は食物繊維質を含む食品と一緒にとりますと、健康効果を発揮してくれます。私もお肉はよく食べますが、沖縄流スタイルで調理します。豚肉にはビタミンB1が多く、よく使います。お肉屋さんから買い求めてお水からコトコトと加熱してから調理します。軽く食べられ、急がしい時には小分けして保存もできますので便利です。

動物食の多い食事には、脂肪の分解を促す緑黄野菜を多めにとり、ビタミンCの多い果物を加えてバランスをとる工夫をしましょう。海藻やきのこ類には体内の不要なものを外に運び出す繊維質が多く含まれており、酢酸は消化を助けます。豚肉には香辛料がとても効果的です。旬の色の濃い野菜は、火をとおして、お肉料理に付け合せて食べますと、脂肪を燃やしてくれます。食物繊維は、腸内の有用菌を増やして腸内環境を整えてくれます。

油脂料理は温かい内に食べましょう。時間がたつと酸化しやすく、冷めると油脂は固まるため消化しにくくなり胸やけを感じたりします。食膳には漬け物や果物を加え、口直しなどの工夫をしましょう。肉類、卵、乳製品、牛乳、大豆のとりすぎは、体に負担をかけ、片寄った食事は血管の老化の原因となります。脂肪の多い食事は血管を弱めます。ご飯と食物繊維質が多く含まれている食品をバランスよく摂取することが健康につながります。

食事は生命を守り、心を楽しませ、家族のつながりを深めます。毎日の食事は、おいしかった、ご馳走さまの言葉で、自己満足と幸福度を高めます。大人としての自覚をもち、生活習慣病を作らない自身の心がけと努力で全身の血行をよくすることです。積極的に体を動かす人間になることです。植物性油には、ごま油、ひまわり油、ベニ花油、オリーブ油、シソ油などがあります。特色によっていろいろ使いわけましょう。

魚類の油脂は、マグロ、サバ、ブリ、サンマ、アジ、イワシ、ウナギ等からいろいろとりましょう。魚を煮魚にすると低カロリーになるので、サバやアジの煮付け、サンマご飯などが人気がありました。サバの煮つけが余ると焼き魚にして食べる工夫や、アジの煮魚を食べ終わると骨を丸ごと器に移して熱湯を注ぎ、飲みほぐすなど、栄養分を無駄なく摂取する生活の知恵には生きる力を養う母の心がいつも感じられます。魚の脂には、人間の体に良い血液サラサラ効果があります。健康に有用な油脂は、魚も種類が豊富ですから、煮もの・焼きもの・蒸しものなど、いろいろ調理を工夫する楽しみもあります。毎日同じ物をとらない、生きる力を工夫する人間になりましょう。

魚介類はお肉とちがい、毎日食べても飽きずに摂取できます。小魚や小エビは丸ごと食べられ、背の青い魚には、血液を固まりにくくする不飽和脂肪酸が多く含まれていることは、誰もが知りつくしていることです。最近は、健康食として注目を集め、魚介類を毎日食べる家庭が多く、魚の脂を逃さない刺身や煮物・焼き物・蒸し焼きなどに上手に調理しているようです。

私の育った頃、油脂は、畑で作った植物性脂肪を多く含んでいるゴマ・大豆・豆類・落花生・トウモロコシの食品からとる生活でした。豆腐や魚類は行商人から買い求めた時代ですが、脂肪は、日常の食事で自然に十分に摂取できました。ゴマ油や菜種油は貴重品でした。

どの農家も、自分の土地で採れる「露地栽培の作物」を食すのが当たり前であり、古くから人間の体に良いという自らの健康を自ら守る毎日が積み上げた健康の原動力「手間を惜しまず」温もりの心が伝わる大切な食事によって守られる私たちの体は健康で、毎日が活動的です。

昔から「肉を食べたら同じ量だけ野菜をとれ」といわれています。緑黄色野菜をしっかり食べて、酢酸も一緒にとることをお勧めします。海藻類・酢の物・みそ汁・サラダ（漬け物）の食卓は、日本の伝統的な食生活です。ぜひ工夫して毎日を健康体で過ごしましょう。

発酵食品の力

発酵食品には、日本人の生活を支えてきた大変おいしい栄養素が詰まっています。発酵の力は日本人の健康・長寿の源であり、乳酸菌には、体を守る力が大きいのです。発酵食品には、味噌・醤油・みりん・酢・酒・かつお節・納豆・塩辛・くさやなどがあり、さらに漬け物には、糠漬け・みそ漬け・粕漬け・醤油漬け・キムチ・たくあんなどがあり、古くからの健康食です。これらの食品を食べると腸まで生きた乳酸菌が届くことで、腸の中の有用菌の働きを活発にしてくれます。

原料を酵母によりアルコール発酵させて作られた発酵酒類には、日本酒・ビール・ワイン・ウイスキー・ブランデー・ジン・焼酎などがあります。少量のお酒は体内に入ると、胃液の分泌を盛んにし、血行をよくします。糖質のアルコールがすぐ燃焼するからです。

食欲がない時は、食前にお酒かワインを少し飲むと効果があります。お酒は神経の緊張をほぐし、リラックスさせてくれるからです。就寝前に飲めば、体も温まり、ぐっすり眠れます。適量のお酒は昔から「百薬の長」といわれています。疲れをいやし、精神的なくつろぎを与えてくれる良薬として役立ちます。

酒は、調理に使うとよいでしょう。日本酒は魚や貝の生臭さをとってくれ、素材をやわらかくします。ワインは、肉の臭みを消し、肉を柔らかくし、風味を出してくれます。

甘酒や酒粕が店頭に並ぶと買い求め、冷凍保存をしておくとよいでしょう。発酵食品の甘酒には、ミネラルやアミノ酸がたっぷり含まれています。私は毎年飲みます。夏は冷ましてジュース替わりに、冬は温めて飲みます。夏バテ対策の一つです。暑い夏は汗をかきます。体内のミネラルは汗と一緒に体外に出てしまいますので適度なスタミナ補給が必要です。昔から土用の丑の日にはうなぎを食べる習慣があるように、甘酒もスタミナ食品として欠かせません。

米こうじは、砂糖を加えない自然の甘さの甘酒になります。そのまま温めて飲んでもよいですが、牛乳・おろし生姜・洋酒・レモン等を加えますと、いろいろに楽しめます。その時の体調に合わせていただきましょう。もちろん酒粕も同様です。

☆発酵食品を食べてお腹の中の善玉菌を増やしましょう。

植物性乳酸菌による発酵食品は、日本人の腸に合う食べ物で、お腹の調子、腸の働きを活発にします。昔から食べ続けてきた食物繊維の力を毎日取り入れて善玉菌を増やしましょう。食べ過ぎや暴飲暴食、体の冷え、心身の疲れ、ストレス、運動不足、睡眠不足、便秘、下痢などで筋肉量が低下すると、体が冷えやすくなり腸が怠けてしまいます。筋肉運動や、ご飯と野菜（繊維質）をしっかりとって、腸に刺激を与え、腸内菌を活性化することを進めます。人間の体は老廃物、腐敗物などが腸にたまると腸内環境が悪くなってドンドン悪玉菌が強くなり、腸の働きが弱くなって免疫細胞（免疫力）の働きが低下してしまいます。

食べ物で胃腸を冷やすと、下痢をしてほとんど消化されません。いつも胃が冷えると腹部大動脈が冷え、冷たい血液が全身を流れて、冷え症になります。また糖分のとりすぎも身体を冷やし、カルシウム不足となり、体を冷やす結果になります。胃を冷やすことは全身的に悪影響を与えます。

体は食べ物で作られます。健康な腸の筋肉はしぼり出すような蠕動運動を行って、内容物を順調に送っていきます。消化吸収を終わったカスは大腸で水分を吸収されながら、便の形となり排泄されます。ところが食べすぎたり、便秘の人や腸運動の弱っている人は残留物が多く、大腸内に滞留する便が増えます。「胃腸不良は万病のもと」となる原因の理由にもよります。

一日一日の食べ物の老廃物が翌朝すっかり排出され、腸が空になると、自然に腸が楽に動きます。大腸の働きが正常になると、必然的に血液が浄化され、体内を良い血液がめぐり、組織細胞も若返って活発になり、自然治癒力の働きが盛んになり、病気も快方に向かうことになります。

便秘の原因には、肉類が多い食事や食べ過ぎが原因で消化不良を起こしている場合と、糖分の取り過ぎから、腸がたるみ働きがにぶって便が出にくくなっている場合があります。精神的ストレス、運動不足、特に足を使わないために腸の働きが弱くなっている場合です。これらを克服するには食事を改めることと、腹八分目を守り、減食・少食にすることです。肉類・糖分・塩分を控えめにし、繊維質と粘液質に富む野菜・根菜類・豆類を多くとりましょう。

こまめに歩いたり、足の体操をして、足の力をつけることも大切なことです。姿勢を正し深呼吸をして腹力をつけましょう。深呼吸をしながら下腹部をぐっと押します。排便は、自分の力で便を押し出すことが理想です。

人間は、飲食物によって栄養を吸収して血液とし、体細胞に栄養を送り、生活活動のエネルギーとして使用し、不必要となったものを排泄する営みを新陳代謝と言い、この働きが完全に行われておれば健康です。現在、何らかの症状、異常を訴える人は、必らず何らかの原因で新陳代謝が不完全になり、老廃物や有毒物がたまっていることが多いのです。

栄養はとればとるほど役に立つと考えている人が意外に多いようです。人間は主食の米・麦や雑穀、そば等をよく噛み、食べ過ぎないように胃腸を健全にして良い血液を造り、血液循環をよくし、酸素を十分に取り入れます。排便を完全に行うために、栄養バランスのよい食生活を考え、ストレスをためないように気分転換を心がけ、胃腸を丈夫にして栄養吸収と老廃物の排泄をスムースにします。このような食生活を実行することが一番健康的な食べ方です。鼻から吸った空気中の酸素は、全身の新陳代謝を促すためになくてはならないものです。

酸素が足りないと、栄養が十分活用されず、血がにごってねばり、流れが悪くなって滞りやすいわけですが、普通、ごく当たり前に息をしているので、意外にその重要さに気がつかないものです。血液中の毒素である老廃物を排泄して、血液を浄化します。つまり、全身の細胞を正常にして、自然治癒力を強めます。

人間は、血液が汚れていると病気になります。昔から食べ続けている良い食べ物とは、米、海藻、豆類、発酵食品は、先人からの経験と知恵から生み出された進歩で病気を少しでも軽減する方法が現代にも活かされています。現代人の運動不足による体の冷えは、食べ過ぎも原因ですが、車社会の生活で歩くことが少なくなったことから体の筋肉が減り、基礎代謝が低下して、冷え気味になっていることも、原因といわれています。

食事も、高脂肪・高たんぱく質の食べ過ぎ傾向にあり、腸は、常にフル回転で働き、疲れて機能低下を招きがちです。腸の働きが弱いと思う人は、食べ過ぎていないか自分で観察することです。お腹のおへそのあたりに手を当て、冷たいお腹なら腸が冷えています。食物繊維質を多く含む食品や体の酸化を防ぐ食品で腸内の有用菌を増やし、腸の蠕動をよくして、腸をきれいに掃除することが健康に通じます。

味噌の魅力に感謝

私の地域に、本多さんと言えば麹やさんねと、誰もが知る昔からの有名店があります。ご先祖様から安全な調味料として伝わってきた、毎日の食卓に潤いをもたらし、健康を支えてくれている安心店です。本多醸造の発酵食品は、人から人へと伝えられ親しまれている、自然の味を守る健康の源としての栄養と発酵技術が生かされていて、お客様とのつながりも深い店舗で根強い人気と信頼の味です。江戸時代以前の東海道といわれた根方街道沿いの富士岡に本店があります。富士山の湧水が自噴する名水をふんだんに使って仕込む大豆は、一年間樽で寝かせて、じっくり醸し出されたもろ味を絞って味噌や醤油が作られております。

そんな大地の恵シリーズの金山寺、あんずジャム、南高梅醤油、唐辛子などは、無農薬の自家農園で原料が作られ、日本人の心の味を思い出させられるこだわりの食品です。香り高い昔ながらの味わいが楽しめる味噌、醤油、塩麹、浅漬けの味は、私達の心に深く根づき、自然を思う心に残る生きた味は、「まちの駅」として誰もが気軽に立ち寄れるホットな休憩処でもあります。

皆さまから愛され続けられる先祖代々から見守られている秘伝の力は、食生活の助けとなって、多くのお客様の健康を支え、お守りする数々の発酵食品は、長い歴史をコツコツと地道な職人の風格を漂わせるスタッフ一人一人が心を込めて手作りする食品は、深い愛情までが込められた本当に体が必要とする酵素が豊富に含まれている安全食品です。

時代を超えて膨大な安心を積み重ねてきて、昔ながらの伝統を守り、風味を大切にする独特の味わいには、とても奥深い美味しさを気づかさせられます。数々の発酵食品は、毎日の食卓に欠かせない万能調味料として、ご飯と同様毎日食べても飽きずに体が本能で求めている伝統の味は、歴史が語るほど日本人の身体に合った、心身の健康を支える栄養価の高い食べ物です。

お客さまの健康をいつまでもサポートする本多醸造所の味こそ、昔から日本人の食生活に深く根差した懐かしい味であり、発酵食品をいただくたびに幸福を感じます。富士市の生きた本物の味です。独自の製造販売で余計な加工をせずに生み出され、お一人、お一人に安心して口にしていただける歴史ある製品をお届けしているお店です。

皆さまの健康を支える、日本の伝統食でもあり、すぐれた魅力のある食品は、人手も手間も時間もかけて造られる本醸造の味です。おいしさを存分に発揮した安心の調味料です。毎日を快適に過ごし、健康維持を図る朝の一杯のお味噌汁には、古来から「味噌汁は医者殺し」という言い伝えがあるように、体に必要な高い有用性のあるお味噌は体が喜ぶ自然な安全食です。味噌汁は、その家の味とおダシの出し方で、いろいろに楽しみ味わうことができます。毎日家族の体を知るお母さんの作る味噌汁こそ昔から言う「お袋の味」なのです。

季節の野菜、きのこ類、海藻、貝類、お麩、豆腐、揚げなどの豊富な具が家族の健康を守り続けます。先祖代々からの生きた秘伝の力は、日本人の健康、長寿を支え守っています。そして、日本の食文化を支える調味料を製造販売する「根方の醸し所」は、醸造蔵の見学もできます。次々と新しい試みを行い、観光、交流も試みている魅力の店舗として、なおいっそう人々の健康増進と健康サポートのお役立ちできるお得意様や地域社会とともに人と人の繋がりを大切にするスタッフの皆様の実践力に、感謝いたしたくご紹介させていただきました。

健康は本人の力

「季節」の旬の自然の恵みから栄養たっぷりの食材で、私なりの知恵と工夫で変化をもたらす手間から、日本の伝統食の煮る・蒸す・焼く・茹でる・揚げるの調理法が、家族の心を最も満たす最大のご馳走です。健康でよりよく生きようと育つ心の働きは、作る喜びに自信も湧き、家族を思い毎日の生活を守る母親だからできます。

私の学童期は、家庭に帰るなり、子どもながらも、貴重な労力である時代に生きる生活でした。幼くも体を動かすことは、頭の働きと心の思いを体感する、自然に囲まれながら吸収する日常生活は、楽しく心も弾むものです。人生に期限などありません。が、健康に生きることができる人生は、最高の幸福を感じることができます。私も花粉症を患ったり、椎間板ヘルニアの手術もしましたが、術後の経過は大変よく、体を労わりながら黙々とリハビリに専念しました。費やした時間の二年間には、さまざまな境遇にさいなまれ、絶望的な日々も続きましたが、きっと、元気になると心で叫んでおりました。

苦しい時ほど自分を磨き、感じる心を育て、働くことへの意欲から自分の体に対処法を重ねました。食事療法、電気治療、温泉療養の甲斐あって、元の健康状態に戻りました。人間は不健康が続くと、不安がつのります。そんな時こそ人間は、心や感情に左右されやすいものです。病を患っている心の扉に少しでも明るい光が覗く手がかりにと私は取り組み、生き方上手の解決策とは……と、思い当たる誤りを正しました。長い道のりから健康の喜びを克ち得た力とは、食事こそ生きるための「命の薬」であるとわかったことです。

人間は、挑戦することには、とても大きな勇気が要るものです。これからの人生を健康で生きられるようにと、私なりの方針を立て、真剣に自問自答しながら実践した結果、ここまでたどり着くことができました。誰にも分かりやすく、自分の体の声に耳を傾け、生活の向上を重視する生き方を求め、必要であることは学び、知識を深め、ぜひとも必要であるならば実行することです。生きていく心の強さは、希望と目標と「健全な体」があるから、人生を楽しく豊かに大切に生きられます。

私も、病床生活では、とても励まされ、心が癒される安心感を与えられ、自分の生きる力を改め強め、苦しみからの脱出をすることができました。その時に皆様からいただいた健康パワーは、元気になって、やる気を起こし、本気で努力し、根気よく、「その気になればできる」の元気コールでした。心に留めた私は、健康のありがたさを痛切に感じ、温かい恩に応えて、回復への階段をグングン踏み出したのでした。

それから20年の歳月は、わが身で試しながら健康へのルーツを解くために専念し、忘れている食の乱れ、見失っている食事への考え方、自分の都合ばかりに目がいき、自分を優先させがちな現状の日々から、利便性、経済性と活動面も、老後の身体に向け立ち上げた私の目標は、健康への関心が深まる昨今、病気を寄せつけない体作りを心がけ、体に負担をかけない食べ物と、自分の体が必要とする食事を正しく見極める力を、会得することができました。

今日の日まで積み上げた経験の深さは、向学心と好奇心にかられ、いつも新しいアイディアが次からつぎにとひらめくようになり、私の体はついに、栄養が不足すると自然に要求サインを出してくれるようになりました。全身の細胞を正常にして、自然治癒力を強め、体はいつも正常な状態にしておこうとする、身体の知恵が働いてくれます。

食生活の無関心や不注意が後で大きなツケ「病気」となって、回ってくることに気づかない人が多いものです。自分の体の変調の曲がり角を知り、体が必要とする食事に応えられる自分の体を守れる努力をすることです。

私の体は、自分に合わない食べ物をとると、すぐ下痢を起こします。下痢が止まれば、すっきり元に戻ります。悪い物をとりすぎたり、冷たい物をたくさんとると症状が現れます。年齢を重ねるにつれて病気も増えるような体にはしたくないと、誰もが思います。代謝の良い活動的な体になるように自分の体に応え、自分の知恵を使い努力することです。

人間の身体は、心構えがずるかったり、活動を怠けると、内臓も怠けます。怠け者ほど、病気を重くするものです。年齢を重ねるほど存在感のある楽しい暮らしを続け、元気で過ごしたいものです。自分は今何が必要か、欲しいことは何か、自分に与えられた生きる力を育て楽しく幸せに暮らしていく方向づけを見出すことです。

わが家の健康パワーの源は、季節の食べ物にあります。主人が仕事の合間をみて育ててくれる野菜は、大いに重宝しています。畑からの収穫物は、色・形・味を楽しみ、根から葉まで全部使いきるように知恵をしぼります。私だけの工夫ではなく、先人「両親」たちから学べるお陰で深まっている知恵です。昔ながらの素朴な家庭料理が立派なエネルギー源となり、家族の健康を支え、私を元気に守ってくれます。昔から地産地消の生活を、体が一番喜び、生命と健康は食べもので支えられます。何時も手間を惜しまない、母の温かい思いやりに包まれて、心が満たされる春夏秋冬、自然と寄り添いながら暮らすことは、一番の贅沢な生活であり、生命と健康の原動力です。

家族に安心と満足の生活リズムを与える母の偉大なる力には、尊い命の心が伝わる最高のご馳走である「食事」の準備があります。本物を見きわめる母の力には、体が喜ぶ大切な家族を守る素敵な力「工夫と知恵」を発揮することで毎日が元気で楽しく、なごやかな雰囲気がただよう生活が続きます。季節感の自然との共生には、不思議な効果を生み出す、母の手間を加えることで毎日が健康家族になります。

誰でも口で言うことは簡単ですが、本人のたゆまざる努力は、なかなか他人の目には見えません。当然にしか映らないものです。人間は、すばらしい知恵の持ち主ほど実行するものです。人間はいくつになっても、初めて出会うものには、心がときめきます。何をするにも、生み出す力とやりとげる力は、その人の存在感を現す偉大なる力です。

昔から人間は、実際にわが身にぶちあたってこそ初めて実感できるから真実がわかり、生きた言葉として語れるものであると、いいます。「知らずば人に問え」の諺のように、知らないことは、その場ですぐ聞きなさいと言われます。人間は「聞くは一時の恥、聞かぬは一生の恥」との諺もあり、聞かずに知らないままだと一生恥ずかしい思いをすると戒めています。

気がつく時には笑いものにされ、その時の瞬間は、何かにぶちのめされたかのように頭が真白になって、自分を忘れてしまうほどの仕打ちを受けます。だから人間は決して、その気持ちを忘れません。二度としないようにしようと、印象づけられるのです。

幼い頃から躾ける親の教育は、世の中を生きていくのに必要である心の働きを教えることです。安定生活に囲まれながら経験する知識や深い知恵は、どのような時代にも暮らしの中に役立つ両親からのすばらしい生活の道しるべです。

体によい自然の力

健康は、生涯自分の体の機能を活性化させることで維持できます。私の健康は、幼い頃からの生活習慣で、おかずよりもご飯を多く食べることから健康が守られております。健康は、ご飯をしっかりとることがコツです。

昔の人は、ご飯をしっかり食べて、体を動かす生活でした。昔からご飯には漬け物で、各種野菜の糠漬け、大根のたくあん漬け、冬場の白菜漬けなど、長年の食生活に安全な発酵食品として伝えられ、食べ続けられた日本人の力の源です。

最近、店頭に出回っている漬け物には、家庭で作る旨み味が感じられません。しっかり発酵されていない物が多く、昔から食べ続けている自然の味（懐かしい味）のしない、飽きやすい味が多い気がします。やはり、家庭で作る自然の味は、本物の発酵食品にまさるものはないのです。私の体は、発酵食品によって腸内環境を良好に保ち続けてきました。食物の消化、吸収をスムーズにしてくれる善玉菌＝乳酸菌の活躍ぶりにはとても頭が下がります。

人間の体で特に腸を元気に保つことが大切なことは、健康を維持するための常識です。腸の吸収力が弱まると、疲れやだるさにもつながります。また、冷たいものを多くとることも、腸が冷やされて働きが弱まり、体調不良の原因になります。お腹はいつも温かくする習慣をつけましょう。ご自分のお腹を両手で触れてみてください。お腹が温かければ良好です。

お腹よりも、手のほうが温かいという場合は、食事を改める必要があります。お腹を冷やさないようにすることは、常識的なことです。季節感をもって暮らす生活を心がけ、温野菜、抗菌パワーを持つ食品、香味野菜などで体内の温度を上げて、腸の働きを活発にすることが大事です。そして腹八分目を守りましょう。

胃腸の弱い人は、胃液が不十分であったりしますが、気のふさぎからくる場合などもあります。胃腸は、自律神経の支配を受けていますから、心の変化は、そのまま胃の変化となって、消化に強い影響を与えるのです。

食事はおいしくいただきたいものです。ご飯と食物繊維が豊富な野菜をしっかりとり、腸を元気にすることです。腸内の有用菌を増やす発酵食品を上手にとって腸内環境を整え、腸をきれいに掃除することが第一です。肉類、糖分、塩分を控えめにして、野菜をしっかりたっぷりとることは、腸の調子を整える食物繊維が豊富で、糖分や脂肪分の吸収を助けたり、体の中の掃除をすることに通じてお腹に良いことばかりです。

☆健康をつくる乳酸菌

腸内の善玉菌にはビフィズス菌などの乳酸菌があります。日本人が昔から慣れしたしんできた味覚と風味のある漬け物や味噌、納豆は、古来から食べ続けてきた発酵食品です。毎日いろいろ取り入れて善玉菌を増やし、善玉菌の働きを活発にしましょう。

腸内環境を整える植物性乳酸菌を多く含む食品を積極的に摂りましょう。乳酸菌、発酵食品には、漬け物、特にぬか漬け、納豆・味噌・醤油・みりん・酢・日本酒・甘酒・ワイン・ビール・キムチ・かつお節・塩辛・くさや・チーズ・ヨーグルト・アンチョビなどがあります。中でも日本食として食べ続けてきた植物からの発酵食品を食べることが体に良いと古くから言われてきました。

日本人のヘルシー食のご飯に合う漬け物・魚の干物・野菜の煮物等は、昔からの基本的な日本人の食事です。昔からの知恵を活かし、見習い守れるように、食文化を見直すことも必要です。例えば、古い言葉に「味噌汁は医者殺し」「大豆は畑の肉」などと言われるほど、大豆は栄養価が高く、日本の生活に不可欠な栄養素です。

日本人の健康の一助となっている発酵食品を上手に取り入れ、先人の知恵を守り続けたわが家の漬け物は、自然の旨みを丸ごと食べる本物の味です。腸までしっかり届く生きた植物性乳酸菌が腸内環境を整え、家族の健康を守ります。ぬか漬け、梅干漬け、らっきょう漬け、金山寺味噌は、子どもの頃より母の手作りで、安心と健康の安全食でした。

漬け物は、お客さんをもてなすご馳走でもあります。お酒のお摘みやお茶受けの友にもなります。油ものや脂肪の多い食事などは、漬け物と一緒にとることで腸を洗い流す効果があります。発酵させることによって有用菌がふえ、野菜の中にしみこみ、栄養価を高め、味に深みを増す漬け物は、健康づくりに役立つスーパー栄養食品です。

暑い夏にも、らっきょう漬け、味噌漬け、粕漬け、たまり漬け、ぬか漬けが大活躍です。夏場はたくさんの汗をかきます。体内のミネラルは、汗とともに流れ出てしまいます。

昔から土用の丑の日にはウナギを食べる習慣があるように、夏バテ対策の一つとして、私は甘酒を飲みます。甘酒は私の大好物ですので、一年中飲みます。夏は冷やしていただき、私のスタミナ源となっています。発酵食品は吸収しやすく、ミネラルやアミノ酸も多いので飲む健康飲料です。

万能健康食の一つである納豆は、昔から食べ続けられている発酵食品です。納豆には、人体に不可欠な必須アミノ酸やミネラル、食物繊維が豊富で、腸の環境を整え、血管の若さを保ち、血流をよくする働きがあります。また、血液中の不要な脂肪分を取り除き、血栓を溶かしてくれ、骨を丈夫にし、ネバネバの納豆菌が消化をよくします。口の周りのただれやカサつき、口内炎、涙目などにもとても有効です。

昔は寒い時期になると、納豆を毎日食べて病気にならない工夫をしました。納豆についているネギや洋ガラシには、口臭を防ぐ力があります。納豆には昔から、ネギ・パセリ・ノリ・オクラ・青シソ・かつお節・卵・梅干・自然薯・キュウリ・キャベツなど、相性のよい組み合わせが利用されてきました。

腸内環境をきれいにするには有用菌を増やすことです。毎日の生活の中に日本の風土の中で四季折々に育まれた豊かな食材の豆、野菜、きのこ類、ゴマ、海藻類、芋類、魚介類と発酵食品をバランスよくとって、腸内を善玉菌優勢の良好な状態に保ち健康な体を維持しましょう。

昔の日本の食卓は、穀類・豆類・野草・発酵食品など、素朴な味で質素でしたが、腸内環境にはとてもよい食材でした。

牛乳が体質に合わない＊私は、色とりどりの旬の野菜に手間をかけ工夫をして、糠漬け・塩漬け・味噌漬けなどを作ります。いずれも腸が喜ぶ手作りの発酵食品で、健康が守られます。自然の栄養素と先祖代々伝わってきた知恵を守る食生活が、私を元気にしてくれます。腸の動きが弱いと悪玉菌が増え、血のめぐりも滞りがちになるので体が冷えて体調をくずしやすいのです。寒い冬場の寒さに負けない香味野菜、五辛、鍋物、発酵食品で体の芯から温まり、寒さに負けずに乗り切ります。

＊乳糖不耐症：日本人は牛乳を飲む食習慣がなかったので、小腸内でつくられる乳糖（ラクトース）を分解するラクターゼという酵素を十分作れない体質の人がいて、牛乳を飲むと体内で異常発酵してしまい気分が悪くなる。

☆健康をつくる食物繊維

食物繊維の大切さを自分の体で知ることです。食物繊維が多く含まれている食材には、海藻類、きのこ類、芋類、小豆や大豆などの豆類、ゴボウやモヤシなどの野菜類、雑穀などの穀類、こんにゃく、寒天、切干大根などがあります。

食物繊維は積極的にとることをお勧めします。食物繊維質を多く含む食品は、よく噛むことで食べすぎを防ぎ、アゴをきたえ、歯並びをよくすることにもつながります。

食物繊維が体内に入ると、食物繊維の重要さがわかります。食物繊維は吸着性が強く、毒素を体外に出します。取りすぎたコレステロールや消化された食べ物のカスも一緒に排出してくれます。食物繊維質を多く含む食品を食べると、ガス（おなら）を発生しやすいので、整腸作用を持っていることがわかります（一日の食物繊維の必要量は20～25gです）。

農作物を基本とする昔の食事とは、野山の幸いっぱいの自然の恵みを中心にした食卓でした。無駄のない、お腹いっぱい食べても太らない、素材の新鮮さが尊重されたふるさとの味は、毎食が食物繊維たっぷりで栄養素も十分含まれていて、お腹によい善玉菌を増やし、腸内環境を整える働きもしてくれます。

体の中からきれいにする食物繊維が豊富な食事は、自らの畑で収穫される当たり前の日常食で、健康は守られていました。食物繊維を多くとることは、食生活を改善することにつながります。昔から、大根を食べる家に病人はいないといわれました。大根には繊維質が多く、体力回復の効果があるからです。

水溶性繊維質は、固くなった便に水分を与え、軟化させて排出しやすくします。海藻類、こんにゃく、人参、納豆、ゴマ、そば、キャベツ、トマト、豚肉、菜の花、柿、セロリ、モロヘイヤ、ニンニク、レタス、枝豆、カキ、プルーン、メロン、イチゴ、リンゴ、ミカンなどに含まれている、水にとけやすい食物繊維は、ビタミンB群、ビタミンC等とともに大便をスムースに排出し、老廃物を一掃する働きをします。

また、粘液質が、血中の余分のコレステロールや中性脂肪を除いて、余分なエネルギーの吸収を抑制したりします。

不溶性繊維質は、体内で水を吸収してふくらみ、大腸の内壁に密生している肉ひだ（繊毛）を刺激して、お腹を活発化させて便意を発生させます。便が早く排出されるので便秘解消によく、お腹の調子を整え体の掃除をする大切な働きをします。水にとけない食物繊維はよくかむことです。食材を大きめに切ることがコツです。大きいことは、よく噛むことにつながり、ダイエットにもつながります。

不溶性食物繊維は、玄米・大豆・ブロッコリー・サツマ芋・ゴボウ・干ししいたけ・寒天・サヤエンドウ・カボチャ・レンコン・玉ネギ・キクラゲ・シメジ・アスパラガス・バナナ・セロリ・リンゴ・ココアなどに含まれていて、腸まで届き、腸をきれいにするのでスッキリ感が期待できます。

また、水にとけない食物繊維は血圧を正常に保ち、添加物などの体に悪影響のある物質を体外に出す働きをします。昔からさまざまな利用法で日々の生活の活力源にしてきた野菜・野草も、体内の健康を維持するために自然の力が大きな支えとなりました。

昔は野山に多く自生していたオオバコをつみ、天ぷらやおひたし、ごま和え・酢みそ・油炒め・汁ものの具などに使ったものです。野草には繊維質が多く、子どもの頃、友達や姉妹とよくとりにいったものです。ワラビ・ゼンマイ・セリ・ノビル・アケビ・イタドリ・センブリ・三つ葉・フキ・ヨモギ・ウド・タラの芽・栗・山ブドウ・サンショウ・自然薯・タンポポなど生命力いっぱいの野草や木の実に多く含まれています。

また、自生する野草にはビタミンが多く含まれていて、昔の人はビタミン補給にも野草を役立てたそうです。先祖代々受け継がれてきた生活の知恵が活かされたのでしょう。

季節の物を味わう時代に育った私の体は、不足すると要求のサインを発信してくれます。とても都合のよい快適な生活を営んでおります。私は自分の体に合わない食べ物をとると、すぐ下痢を起こします。下痢が止まればすっきり元にもどります。悪いものをとりすぎたり冷たいものを多くとると、症状が現れます。薬の力に頼らず自然治癒力を高める体は、自分で作るしかないのです。代謝のよい活動的な体になるように、自分の力と知恵で病気をよせつけない体にするように努めましょう。

人間は、不規則な生活が続くと、腸に大きな負担となります。食生活の乱れや、寝不足からくる日々の疲れがたまると、腸内環境の悪化につながります。すると善玉菌が減って、悪玉菌が優勢となり、便秘や冷えなどの体の不調を招く原因になります。腸はいつも元気でないと、体は疲れて、調子がでないものです。腸内環境を整えるキムチ・漬け物・ヨーグルトなどの発酵食品や、アスパラガス・ゴボウ・バナナ・麦・とうもろこし・玉葱・ハチミツなどに含まれている食物繊維は、腸内にすむ善玉菌（ビフィズス菌）の栄養源となり、腸の調子を整えます。

また、元気な腸にするには、すでに述べたように食物繊維の多い食材、つまり、切干し大根・納豆・ヒジキ・小豆・ワカメ・オクラ・押麦・かんぴょう・キクラゲ・きのこ・ゴボウ・カボチャなどで腸の老廃物を一掃し、便秘を解消させることが大切です。いろいろな食品から上手にとりましょう。お年を重ねれば重ねるほど腸内環境を整えることが健康のカギです。お腹スッキリ食品の食物繊維は、毎日積極的にとりたいものです。

日本人が生んだ薬膳料理は、胃腸の働きを整える効果が高く、昔の人の知恵から学ぶ春の七草には薬効成分が含まれています。野菜の少ない時期に芽吹く栄養豊富な薬用植物です。体によく効く、昔からの知恵を生かした身近な食材で体の健康を保つ常備菜を大いに活用し、丈夫な体をつくり現代に受け継がれています。

自然な環境で季節ごとに育つ旬の野菜は最高の良薬であり、健康食です。昔から日本人は苦みのある野菜には、体によい成分が豊富に含まれると考えて、新鮮なものを食べて体を活性化する料理の仕方と組み合せや保存法などを工夫し、成分を最大限に生かした知恵が根付いていました。春先の苦み野菜と葉緑素には、消臭・防臭効果があり、お茶には古来から薬効のある健康ドリンクとして、青シソ・赤シソも胃腸の働きを良くし、食中毒予防に効くなど、昔から日本人の健康を守ってきました。

＊抗菌パワーの緑茶、ワサビ、セリ、ニラ、ウド、ノビル、玉葱、大根、パセリ、梅、レモン、キン

カン、ユズなど栄養素が豊富な旬の食材を積極的に利用して、体調を整える工夫をしましょう。

＊薬味には、生姜、からし、ネギ、サンショウ、シソ、ユズ、ニンニク、パセリ、セロリ

＊香辛料には、シナモン、ナツメグ、タイム・グローブ、コリアンダー、スパイス、ハーブ

＊発酵食品には、納豆、味噌、醤油、酢、みりん、かつお節、塩辛、くさや、糠漬け、漬け物、日本酒、ワイン、ビール、チーズ、キムチ、ヨーグルト、アンチョビ、甘酒

人間は生きるために自分で食べなければなりません。内臓機能を活発に動かす体は、自分でつくり守ります。人間の体温は平熱が36度台です。血の流れの悪い方、冷え症の方、体が弱い方は温かいものを食べ、香味野菜を上手に使う工夫をしましょう。

春先の苦み野菜には、冬の間に体にたまった老廃物などを排出させる効果や、細胞の活性化を促し、新陳代謝の促進、消化促進作用があるのです。苦みが強いタラの芽、フキノトウ、ヨモギ、セリ、ウドは天ぷらにしますが新鮮な物を短時間で調理することがポイントです。

昔から栄養価の高い、体に必要な栄養素をとることは、季節の物を食べることです。野菜、果物、魚介類、山野草、どれも旬の物が一番栄養豊富で体が喜びます。

古くからの昔の人々の賢く、長い経験の積み重ねから伝えられた風習として、苦み野菜を食すことは、どこの家でも、寒い時季に体を守る先人の知恵を学ぶことです。

病気を寄せ付けない身体にしよう

◎何を食べてもおいしい＝快食。

ご先祖様から続けてきて両親も食べ続けたご飯中心の食事をとることです。厚生省では一日に三〇種類の食品をとることを勧めております。

何を食べても美味しいことは健康ということです。

◎すぐ疲れを覚えない身体＝快動。

食べた栄養を全身にいき渡らせるように活動することが健康を守る基本的要件です。疲れは過労や睡眠不足・栄養不足・心理的な疲れ・病気の前触れなどで起こるものです。早めの対策で過労の原因をさぐり改めましょう。

昔から「病は気から」と申します。健康な心を持つ心の働きで、自分の方向を変えることも必要です。周囲の人に喜びを与えられる力を持つ。素直な心で他人様のいうことにもよく耳を傾けて聞くこと。感謝の心があれば、豊かな心が生まれます。プラス思考の前向きな姿勢を保ちましょう。何事もあなたの心次第です。

◎よく眠ることができる＝快眠。

過労や寝不足などの不摂生な生活は抵抗力を低下させる原因です。睡眠が十分でないと病気につけこまれやすい身体になります。

睡眠をしっかりとることで身体は修復されます。

◎毎日快い便通がある＝快便。

口から入った食物が消化器を通って肛門から排泄されるまでの繰り返しは、健康状態を知らせてくれる毎日の便りです。

バナナ形の便や半ねり状の便は理想的な健康便です。

◎腹八分目を守る。食べ過ぎ、飲み過ぎは、悪い結果をまねくもとです。

成人病になってしまった方は、身近な食生活から見直すと、体に適した食べ物が見つかります。毎日同じ食品を食べることは、よくありません。同じ材料でも食べ方を工夫することです。

毎日が楽しく明るい気持ちになるように、心身の調和をはかります。

老いるほどに自由な時間を多くし、努力する時間を必要として楽しみ、リフレッシュさせる脳をもちたいものです。

心に張りのある実践法で、生活を楽しく健やかに過ごしましょう。

人間の身体は、睡眠・栄養・活動が健康を守る基本的要件です。人間の生活には、疲れ・過労・睡眠不足、人間関係による心理的疲れ、栄養不足など、毎日の何気ない生活習慣から起こる病気の原因が隠れています。病気につけこまれやすい不健康な体にならないよう、十分な睡眠をとり、心の健康を保つ工夫をし、食生活のバランスをとること、特に血液にも血管にもよくない食べ過ぎに注意し、適度な運動を心がけ、自分の健康は自分で管理するようにしましょう。健康は自分でつくるものです。

昔は病人を治すのは医者でしたが、現在は、病気を治すのは自分の力であり、治すことをお手伝いするのが医者であるとなっています。

☆血液をサラサラに保ち代謝を高める食事を心がける

もしも健康を失い病気となった場合は、原因を改めればよいのです。人間の体はお互いに関連し合っています。自己免疫力を高め、血管を若く保つために血液中の脂質を増やさないようにして、血液をサラサラに保つことが大切です。野菜・魚類・海藻類を積極的にとり、血液を健康にして、心臓にしっかり働く力を与えましょう。香りの強い香味野菜には血液サラサラの力があります。うれしい栄養素です。

五月頃になると、新玉葱が出回ります。紫の玉葱は生食用ですので、スライスして15分ほど放置すると甘味が倍増します。血液のネバネバを防ぎ、栄養価も高いので、利用法を考えて使うとよいでしょう。私達のまわりでは、次のようないただき方があるようです。

①千切りにして甘味噌あえにする。
②薄くスライスして、かつお節をまぶす。
③サイの目にして、サラダに加える。
④みじん切りにして、納豆と和える。
⑤生野菜と混ぜ合わせる。

体の労働に合わせた組み合わせをすればよいでしょう。ほかに血液サラサラ度の高い野菜は、ネギ類・キャベツ・小松菜・パセリ・赤トウガラシ・抹茶。魚の脂には血液を固まりにくくし、血中の脂質を下げてくれます。果物では梅干・リンゴ・ミカン・レモン・イチゴ・キュウイ・トマト・ユズ・キンカンなどがあります。サラサラ度の高い魚は、本マグロ・サバ・カツオ・ハマチ・真ダイ・ブリ・サンマ・イワシ・ウナギ・ニシン・サケ・アジ・穴子・カレイ・たらこ・シシャモ・貝類や丸ごと食べる煮干・シラス・缶詰なども意識してとりましょう。

昔からの貴重な鯨とイルカの脂は、温度が低くても固まらずサラサラしています。寒い時期に店頭に並ぶイルカは、大いに利用するとよいでしょう。わが家は毎年利用します。イルカの骨付き肉や脂身とゴボウ・人参を適当に切り、酒・砂糖・八丁味噌・醤油で煮つけます。

寒さが増す時季は、朝晩と昼間の温度差が激しく、体温調整がうまくいかなくなって、体調を崩しがちです。寒いと血管が収縮するので血液の流れが悪くなり、また空気の乾燥などでも体のリズムが狂うのです。十分な栄養補給が大事です。冬場は体の保護のためにも脂肪は多めにとりましょう。寒さや乾燥から身を守るために基礎体力が必要だからです。年齢とともに低下させるようなことのないためにも代謝を高めることが大切です。

☆日々の適度な運動で基礎体力を養う

最近は、運動不足の人、身体を使わない人が多いのですが、毎日30分以上の運動を心がけたいものです。休日には、新鮮な空気を胸いっぱい吸って、太陽の下でリラックスしながら脳細胞を元気づけましょう。

筋肉が多い体ほど、消費エネルギーを増やすことができます。体の健康は、内臓機能を活発に活動させることで維持できます。全身の（体の内側も外側）体作りのためには、体に余計な負担をかけない生活が望ましく、自分で実践することが基本です。

体の機能を高める食事はご飯です。ご飯をしっかり食べて、全身の血行をよくすることです。怠けものにならないことです。運動が便通を促し、筋肉は使えば使うほど丈夫になります。使わなければドンドン萎縮・退化するのです。とくに足を丈夫にすることが重要で、体を軟らかくして関節と筋肉の調和をはかり、自分に合った自己管理に努めることで健康は守られます。

適度な運動を継続すると、血管の強化や肥満防止、血行促進につながり、心も安らぎ、心肺機能も強化されます。ご自分の身体の状態に応じて健康回復に努めましょう。自分の体を自由自在に使いこなせる人間になることです。

人間は動くようにできています。動かなければ、さまざまな悪影響が現れます。筋力が衰え、骨が弱くなり、血液も減少し、血管を弱めてしまいます。体力や体調に合わせて軽い運動から始め、自分のリズムを取り戻しましょう。習慣化できれば生活習慣病の予防や改善につながり、長期的な健康づくりにも役立ちます。

私が20年続けた一日15分のストレッチはすばらしい体操です。この健康体操によって全身を調整するお陰で心身ともに健やかな生活ができています。雨が降っても、暑い日照りでも安心して、家の中の畳一畳分のスペースで簡単にできます。場所もとらず、時間もお金もかからず器具もいらない素朴な体操ですが、実際にやってみることで、そのすばらしさが実感できます。病弱な体、四十肩、五十肩の肩こり、血圧・糖尿病・ヘルニア・胃下垂などなど体の内と外の身体各部の関節の柔軟性を高め、全身の筋肉を働かせてくれます。

中高年者の運動不足や腰痛も防ぐ医学的な効果を発揮する「自彊術」です。私は体の不調を感じた時に朝晩行うと不思議に健康を取り戻します。

この本をご教示いただいた久保穎子先生の図解と写真がとても解りやすいのですぐに覚えられます。脳の働きを整え、体を整え、心を整えるすばらしいストレッチ体操です。この本は、『自彊術―

1日15分のストレッチ体操で健康を創る』（小学館健康ムック）です。私にとって、体の調整と調和が保てる私に合った健康体操です。

☆音楽・お香・温泉浴・植物で心と体をリフレッシュ

人生はとても長い歳月です。体によい気を吹き込むことは、体内機能を正常にしてくれます。植物療法・音楽療法・温泉療法・香りの治療効果などがあります。疲れた体を癒してくれます。不安や怒り、緊張・神経過敏・不眠症などは、頭の疲れを整えることで解消します。私は忙しい時ほど童謡を聞きます。気持ちが落ち着き素直な心（童心）になって嫌なことや荒々しい気持ちが洗い清められます。童謡を聴きますと頭が爽快になり、気持ちの切り替えが上手にできます。

音楽は、私の体によい刺激を与え、ハードな仕事のいらだち感と気持ちの整理として、軍艦マーチやクラシック、叙情歌などを聴いて体調を整えます。乱れた気持ちが心地よく治まり、自分を取り戻します。仕事の行き詰まりや無気力状態の時、乗り越えなければならない時などに、私なりの癒し方の工夫で、良い響きが神経を安定させたり、喜びに鼓動は高鳴り活動的にしてくれます。

また、花粉症の時期には、お香を焚きます。梅雨期のどんよりした時などは、お香が心の病の治療法として役立ちます。毎日の会社勤務と主婦業、休日は畑仕事と庭で自然と向きあう日常生活でたまったストレスの一番の解消法は、心身共にリラックスさせてくれる温泉浴です。のんびりと気ままに体の芯から温まると新陳代謝が進み、身体能力も高まります。温泉は最高の回復剤です。心も脳も刺激されて、心身が満たされる癒しの対処法です。

庭や畑ではハーブが育っています。植物も、人の心を和ませてくれます。お菓子作りに用いたり、お風呂の入浴剤にしたり、花瓶に生けたりします。植物療法も癒しの手法です。

人間は脳の働き次第でもっともっと自分の脳を使えます。脳を知る人間になることも大切です。昔の人の知識を広く学び、人生の糧として実行に移す生き方を試みて、生活の質を高め自分自身の優雅さを楽しみたいものです。人間はちょっとした工夫で心が変われば、行動も変わります。お金や品物ではなく、周りを楽しく温かい感じで包み、笑顔や言葉からもぬくもりが伝わります。心と体の健康を保つ自分なりの生活術を考えて、頭の活性化を計り、脳を生き生きさせ、行動力のある人間になれるように努めたいものです。健康は自分でつくるものです。

自分の身体を思い、生活習慣病をよせつけない体をつくる毎日の積み重ねこそ、真の健康を表わす結果となります。成人病は、生活習慣からなる高カロリー、高脂肪の過食と運動不足、偏食などのいいかげんな生活が原因です。体内の働きが正常ならば、不健康な体にはならないのです。人間の体は、食べた物を燃焼させ、代謝と排泄がしっかり正常に働けば健康体なのです。主食のご飯をしっかり食べましょう。おかずがご飯より多い食事は見直しが必要です。

皆様には、病人食の大切がよく理解されていないのではないでしょうか。赤ちゃんの離乳食を思い出し、先人の姿勢から学ぶことが大切です。人間は生きているかぎり病気を治せます。味覚や食習慣は、乳幼児期の大切な時期に形成されます。昔から「三つ子の魂、百まで」一度身についた食べ物の好き嫌いを直すのは、大人になるほど難しいものです。幼い頃から、うす味で素材のうま味を味わい、よく噛むことから始まります。決まった時間に食事をとり、散歩や外遊びで活発に体を動かす生活リズムが、成人病予防につながる第一歩です。大人になったら、腹八分目の適量を守る食生活につとめましょう。人間はいくつになっても努力をする人は、人生に意欲的でとても元気です。体を動かす人ほど明るくて若さがみなぎっております。

「習うは一生」の諺のように、人間にはどんなに年をとっても学ばねばならぬことがあるものです。健康の源の一つに、咀嚼があります。いくつになっても、食べ物はよく噛む習慣が大切です。実行しないと、しっかりした結果は望めません。人間は社会人になった時点で、学校教育とは違う、自分で方向づけ自分で選択する人生を歩みます。人間としての価値ある人生を、自分の力で生きねばなりません。人間だからできます。「体で覚える」真実を求め実際に行動するから結果がわかります。自分で得心するまで精一杯の努力をしましょう。

健康を維持することは、昔から言われている快眠・快食・快便を守る生活習慣から成り立ちます。私はご飯の力で健康が守られております。人間には、もともと人間の生命を維持しようとする力、自然治癒力が働いて、代謝機能が回復するのです。自分の力で生きる努力が大切です。どのような時にも脳を存分に使いきる人間には、輝きがあります。体がしっかり働けることは、内臓機能が正常に働いているということです。

昔から食べ続けている日本人の作るお米こそ、人間の体に最高の主食である「ご飯」です。昔の食事は、ご飯をお替りするほど食べました。現在は、おかずが多くてご飯が少ない食事が目立ちます。私はご飯が大好きです。畑仕事などの労働をする時は、ご飯で調整します。脳を使い、行動力のある人間は、怠け者の体にはなりません。また、病気が寄りつきにくい体をつくります。先祖代々から日本食の根源を守り、食糧事情の悪い中でも無駄のない健康食であることを先人から受け継いだ一汁三菜の食事は、とても理にかなったバランス食です。一年間の季節感と暮らす家族の行事、地域の習わし等の集まりのご馳走は、昔からの日本型食生活のバランス食です。

現代のような豊食事代で食べたい物をとる生活でも、メリハリのある楽しみをもって、活動的な生活で意識的に実践する心がけが大切であると願うものです。口から入った食べ物「栄養分」が体内でしっかり活きてくれることで尊い命を維持し、活動の源になります。ご飯をしっかり食べ、全身を使いこなせる活動的な体になるように努めるという常識的なことが健康を支えてくれます。

笑いの力で健やかに

よく笑い、明るく暮らす楽しみがある人ほど若々しく見え、大笑いすることで心身がきたえられます。笑いは、どなたにもできる若返り法の薬です。笑うと脳が刺激され、免疫力が高まり、脳への血流が増し、酸素や栄養素が行き届いて元気になります。笑うことで、心身が若返り、ストレスが解消し、ゆったり気分になって、日々の苦労や辛さを忘れます。年を重ねるほど、自分の時間を存分に有効利用しましょう。

ストレスが長引くと快眠・快食・快便が損なわれ、免疫力が低下するので風邪をひきやすくなったり、血圧が上がったり、次々に小さなトラブルを引き起こします。身を守るためには、普段から大笑いが役立ちます。気のあった友達と憂さ晴らしをしたり、カラオケ・漫才・落語・お茶会・食事会などを楽しみ大いに笑って、脳内の汚れたストレスやヘドロをきれいさっぱり放出しましょう。笑顔は心をひきつけ、満足の気持ちを現し、相手をホッとする気持ちにさせます。

いつもニコニコ笑うことは健康のもとです。テレビの見すぎから美味しいものを食べすぎて、逆に健康を損なう人も多いのです。充実した食生活の中身について、考える時代だと思います。

病気を治そうともせず自分に負ける人、諦めるほうの人間にならないことです。日常生活では家族が力を出し合い、それぞれの仕事や役割を果たすようにしたいものです。責任のもてる人間として生きることが幸せを生み、老いても充実した日々を心豊かにすごせます。そのためには実行する人ほど健康術が身につきます。

人間は、好きなことをしているときは、ストレスは生まれないものです。ですから働くことを学び、嫌なことでも好きになる工夫や努力をすることが「人間の力」なのです。

自分の体がしっかり働いてくれるように、食べ物をしっかり考えて摂取することです。責任感をもつ人間は、自分に厳しくて逃げないものです。自分から逃げることは、信頼度を下げ、大きなマイナス人間として、人生を生きなければなりません。

人間の体は、定期的に正しい食事が入っていれば、機能が正常に働きます。病気も、軽いうちに原因をさぐり改めれば、治りやすくすぐよくなります。薬から離れられる生きる知恵を自分で求めて、実践することが肝要です。

まちがった食生活が病気をつくる

脂肪やたんぱく質の多い食事をとりすぎると、病気が発生します。脂肪をとりすぎると、コレステロールが増えて血管にダメージを与えます。血管は苦しい血管になります。牛乳・豆乳などの乳製品、油脂類を使った料理などの工夫と知恵と、摂取する人の使い方次第で健康は守られます。

一日に摂取する分量を自分で決められる人間になりましょう。毎日体をろくに動かさずに牛乳・豆乳・ジュース・脂物ばかりとることとは、体を苦しめていることです。お年を重ねてからも固い物を食べることを心がけ、噛む力を育てることも必要です。

私は、牛乳・バター・生クリーム等は料理やお菓子作りには多く使いますが、食事では固形物にした料理を食します。昔の先人の教えを重んじた生活です。

ご飯を食べずにおかずの多い食事をしていると、血管を老化させ、内臓機能も弱い体になりかねません。体に合わない食べ物を取り続けていると、当然、不必要なものも血液に入り血液が汚れてきます。人間は、食べたものが体内に長く停滞することは、体のためによくありません。

飲食物によって栄養を吸収して血液とし、体細胞に変化させ、エネルギーとして使います。不必要になったものを排泄する大切な働きが完全に行われている体は健康です。

毎日の食事で、元気な生活ができるためには、摂取したら消費することです。脂肪や油料理の多い食事は、お腹がすくまで燃焼させる（体を動かす）ことが肝心です。食べすぎたカロリーは、脂肪として体にとどまり、太る原因になるのです。

健康な体を保つためには、内臓機能のよい体をつくることです。代謝を活発にするには、ご飯をしっかり食べましょう。食べ物が消化吸収され、血液となっても、それだけで役に立つわけではありません。いつまでも若い血管を保つことが大切です。人間は、呼吸（酸素）がなければ生きられません。体の中で食べ物がエネルギーに変わるのは、酸素（空気）があるからです。呼吸をして吸った空気中の酸素は、全身の新陳代謝を促すために不可欠です。酸素が足りないと、栄養が十分活用されず血液が濁ってねばり、流れが悪くなって滞りやすく苦しい血管になります。

私達は、当たり前に息をしていて、意外にその重要さに気がついていないものです。呼吸を軽々しく考えないことです。吸って吐く深呼吸を行って、毎朝、体の中にある悪い空気を吐き出すことから、私の一日が始まります。深呼吸で全身の血のめぐりを良くし、筋肉をやわらげ体を動かします。毎日の自分の調子に合わせて、心身の調和を図り、全身の細胞を正常にして、自然治癒力を高めます。浅い呼吸では体の必要量の酸素が入らず、体内の炭酸ガス（オナラ、げっぷから）などを十分吐き出せないでいる場合が多いのです。

呼吸法のコツは、息を吐くと、吐いただけ吸うことになりますから、なるべく完全に吐ききるように、長く吐くことを考えて行えばよいのです。吸うことよりも吐くことに重点をおくとよいでしょう。深い呼吸を続けて肺を十分ふくらませましょう。背骨をまっすぐに伸ばす正しい姿勢で行います。

笑った時は、知らずに腹式呼吸をしています。明るく楽しい心の持ち方が自然に呼吸を正し、血液を浄化することになります。深呼吸で腹圧を高め、迷走神経を刺激すると、筋肉がやわらかくなります。いらだった神経も休まります。興奮したときに深呼吸をすると、落ち着く状態も同じことです。深呼吸は、全身の血のめぐりがよくします。健康な心を持つ秘訣でもあります。

すべて人体の働きは、お互いにつながりを持ち、良い方へも悪い方へも作用し合うわけです。即ち、呼吸は、酸素を吸い、炭酸ガスを吐くだけではないのです。筋肉に対する作用や、心の動き方への影響など、すべてにつながりがあるのです。

病気にかからないのは、免疫力があるからです。低体温になると、病気に対する抵抗力が弱まって病気を引き起こしてしまいます。食事をしっかり食べて、抵抗力が低下しないように、普段から病気になりにくい体をつくることです。そのためには体を動かすことで、筋肉は鍛えられます。体を使い、睡眠を十分とり、体力をつけている体は、しっかり食事を摂って健康を保ち、感情豊かに暮らすことが先決です。よく笑うことによって免疫力が高まり、脳が刺激され、脳への血流が増え、酸素や栄養素が体中に行き届き、脳の細胞が元気になります。

昔から、「笑う所へ福来たる」と言い、笑いは血管も若返らせてくれます。笑いは、人を健康に導くといい、漫才・落語・おしゃべり・漫画・食事会などで、脳にたまったヘドロを洗い出しましょう。自分のために必要な食事量を覚えましょう。楽しい食事は、深い満足感とともに脳を活性化させ、内臓の働きや神経も正してくれます。私にとって大切な家族の躾は、ご飯をしっかりとることです。

バランスのとれた食事とは、

①穏やかな気持ちが心身を落ち着かせます。

②自然に身体をいい方向に正してくれます。

③内臓も働き、血液の流れもよくなります。

食事でもっとも大切なことは、食べた分を消費することです。どんなに食べても飽きない「ご飯」と手作り料理の食事は、自らの身体の酸化（サビ）を防ぎ、体が喜ぶ良い食べ物です。体の内側からきれいにし、全身の血のめぐりをよくするのです。病気は自分でつくってしまうものです。体力が衰えると発生します。

塩分の取りすぎ、乳製品や脂肪の取りすぎなど、おかずを多く食べることは、これらのカロリーの取りすぎになります。とってしまったカロリーは、しっかり使い切る「燃焼させる」ことです。食事の仕方を改め、腹八分目に食べることです。偏食せずに、なんでも適量ずつ、心がけてとる、満足の食べ方がおいしい食事につながります。

「冷えは万病のもと」、人間は歩くと足の筋肉のポンプ作用で心臓に血が戻ってきやすくなります。

足を動かす運動を増やして、新陳代謝をあげる工夫をしましょう。筋肉を鍛えると、自然に体温が上がります。筋肉を強化する運動や食べ物で新陳代謝を活発にすると、全身の血行がよくなって、細胞の一つひとつが元気になり、肌がきれいになり、食べても太りにくい体になります。低体温の体は、機能が低下するのでやせにくく、太りやすい体になってしまいます。

低体温を続けていると、体内を酸化（サビ）させ老化のスピードを早めます。年をとった老化現象の一つに腰が曲がったり、猫背になることは、筋肉が失われるからともいわれております。躓くと転ぶことも筋肉が失われてしまった結果です。筋肉は動かないと失われます。体を動かして使うことです。私も経験者ですが、風邪などで寝込んだあと体がフラフラすることは、体力が消耗してしまい体を支える力がなく筋肉が失われてしまったことです。

人間は、（36度台に）体温を一定の温度に保つことでストレスに強くなり、病気になりにくい健康な体を守ることができます。人参・ニンニク・ネギ類・生姜・発酵食品には、体を温めポカポカと温める栄養素があります。料理の隠し味にしたり、ジュースにしたり、いろいろに組み合わせる工夫をして、さまざまな利用法で試してみることです。体を温めると血行がよくなります。

人参には、体を温め血を補う働きがあります。冷え性や肩こりを改善させ、腰痛の痛みをやわらげる働きもあるので、毎日ジュースにして飲むとよいでしょう。皮膚粘膜を丈夫にし、肌の弱い人や乾燥肌の人、整腸効果にも効果がある人参は、適当な大きさに切って煮つめます。火を通すことで甘味が増します。柔らかくなったらつぶして、容器に保存します。飲む時はスプーンでコップに移し、お湯を加えて飲みます。

背中がゾクゾク寒気がしたり、疲労感が続くなどの時には、熱めのお風呂に入ります。体を温めると体温が上がり、血行をよくすることが免疫力の向上につながります。体を温めて熟睡すれば、すっかり元気になります。初期症状で治しましょう。温かいお風呂に入ることは、全身の血行をよくします。日本人の温泉好きや毎日の入浴習慣はとても身体に良いことです。お風呂は血管の若さを保ちます、美容（顔・髪）と健康（体の調子）に最適です。お風呂は空腹時か、食後なら三〇分以上休んでから入ります。それは胃の中を消化不良にしないためです。

全身をリラックスさせる入浴は、体を温め一日の疲労をその日の内に回復させます。風呂上がりにも体がポカポカ温まっていることは、血行がよくなって身体のすみずみ毛細血管まで血液が行きわたります。体中に行きわたると、細胞が元気に活動してくれます。睡眠不足が続くと、風邪を引きやすくなるもとになります。

しっかり全身を休ませることです。体を温めると、自然に眠りにさそわれます。お風呂は私にとって一番の回復剤です。寒い冬場には、鍋物料理で体を温める工夫もとてもよいことです。肉や魚介類を多めにとりましょう。カキ・サザエ・ツブ貝・ウナギ・ドジョウ・アナゴ・タコ・イカ等のヌルヌル類には健康のスタミナ源が多く、アサリ・ホタテ・シジミ・ハマグリなども格安の時期には多いに利用したいものです。

家庭から育まれる力

古来からの日本人の知恵を生かした、生活の仕方を考える時期です。自然の恵みは太陽の光をいっぱい浴びた栄養価の高い、季節に合った新鮮な食べ物になります。そんな素材で調理をするのですから、病気になりにくい体をつくります。毎日の積み重ねの食事によって、大切な健康は守られます。よく耳にする肩こり・便秘・下痢・不眠症・冷え性などをかかえている体は、健康な体ではないのです。

昔から「梅は三毒を断つ」といわれ、食べ物の毒・血の毒・水の毒から体を守ります。解毒・殺菌効果・血液浄化など、肝臓や腎臓の機能を高めるのに役立ちます。梅の効用のもとはクエン酸です。強い抗菌作用と整腸作用が新陳代謝を促進して、疲労回復に役立ち、消化液の分泌を促します。昔から薬用として重宝がられました。

だるさやこりの疲れにも欠かせないもので、胃腸の働きも助けてくれます。すっぱさのもとのクエン酸は、効果的に働いてくれます。

健康な体とは、代謝のよい体・内臓機能のよい体であることです。人間には、自分の身体を自然に回復させようとする力があります。新陳代謝が活発な体は、体内に取り入れた食べ物を十分に消化吸収し、栄養分が体のすみずみまでいきわたります。健康で元気な生活は、毎日の食事と生活習慣から生まれ、身についた結果、できるようになります。

古くから言われているように、健康には食と胃腸が大きなポイントです。長い人生を有意義に過ごす充実感は、自分で作り上げることです。自分で自由に使える全身は、生き生きと使える頭脳を持つことです。

毎日の生活をもう一度見つめ直すことから始めましょう。まちがった食事をしてしまった人は、胃腸を整えて正常に戻すことです。腹八分目を守っておりますか。食事は一日三食をきちんと取っていますか。体を動かしておりますか。バランスのよい食事ですか。

青春時代には、心身ともに軽快な動きで仕事もバリバリこなすことができますが、還暦ともなりますと、ボチボチ体の変化を感じたりするものです。早寝早起、腹八分目を守る生活習慣が理想的です。人間は脳の血行が悪くなると疲れが出ます。脳の血管を若々しく保つコツは食塩のとりすぎに気をつけることです。しなやかな血管を保ち、いつも自由自在に使える体であるように脳を使い、いつも冴えるように栄養を考え、肉・魚・大豆・野菜をバランスよく摂取しましょう。

私は、還暦から生活リズムに軽いストレッチ体操を加え、朝の深呼吸で新鮮な酸素をたっぷり取り込み、全身の血流をよくします。脳も活気づき、体も軽やかで、私の一日が始まります。

四月に種を蒔き、一〇月には、収穫する稲穂が実ります。一粒の稲が八十八粒以上もたわわに実る自然の力にいつも感謝です。太陽と水と土壌と堆肥と人間の力のバランスで、りっぱに育つのです。作物も、良いものはバランスも良いので、収穫が楽しみです。そんなすばらしい人間の作る食べ物を「いただきます」。

私なりの正しい食事で病気知らずに生きたいと、どんなに食べても飽きない食べる宝石「ご飯」こそ、私の体の機能を整えてくれる最高の原動力です。毎日が健やかに働けることにとても感謝です。飽食生活の昨今、病気も多く、何もかも原点は家庭から始まります。小さな夢は家庭から生まれ、目標が努力に変わり、結果となり、自信につながり、満足を生む人間に成長します。

一言の喜びのある言葉に励まされ、自分の体で経験を積む、生きるための基本を学ぶ生活習慣は、工夫と努力の積み重ねから、我慢をすることも覚えます。成長過程で感謝を知り、助け合う生活の中には、障子の組子のようにお互いにささえ合って強い絆が生まれます。それが家族です。信頼しあい、自分を大事にする人間に育ちます。両親がいるから安心できます。賢いお母さんは、手間を惜しまず最高のごちそうを作り、家族の健康を見守ります。

物事は最後まで見とどけることで、自身を知る糧として、生きる力の大切さを覚えます。人間は自分の力を発揮して、自分のものとして生かす人間になり、物事を奥底まで知ることで、毎日が生きがいに満ちる日となります。お金で買い求めることは自分の物になるという生活から、当たり前とした長い歳月での食事も、自ら体をむしばむ自分で作った病です。自分で気づき解決策をとる。「過ぎたるはなお、およばざるがごとし」です。

毎日の生き方に中身があり、実体のある生活に改めることが人間であるからできます。日々の言葉、行動、価値判断など、生活に必要な知恵を自然体で、子どもが自分の体を使って覚えるように仕向ける親でありたいと、願います。私の育った時代は、両親の働く姿は力と輝きがみなぎり、今日よりも明日に生きる強さのお手本でした。「子は親を映す鏡」といいます。親が育てたように子どもは育つものです。

人間であるから努力ができます。生涯にわたって、頭脳と体を存分に使い、心を磨き、働くことへの意欲と能力を高め、喜びと希望と自由を求め続けたいものです。

仕事も人間も基礎が大切です。子どもの第一の教育者は両親です。家庭から育つ思いやり、我慢強さ、喜び、悲しみ、苦しみ、自信、すばらしい結果や残念な失敗から学び、自分を磨き上げる家庭生活と習慣が、わが子の一生を左右します。家庭環境に差はあれども、努力のできる人間は幸福をつかむものです。

「学びて思わざれば、則ちくらし」。自分で深く考えないと、物事の真の道理を明らかにすることはできないのです。古き良き伝統と習慣に学び、本当に自分に合った食べ物を考え、思う存分に楽しい人生を過ごす心を持ち続けることを願うものです。

人間は、学ぶことに年をとりすぎたということはないのです。生きることに誇りをもち、恥じない生き方を志しとし、健康な人生に憧れる生活リズムを守り続けることです。

背伸びをしない生きかた、普通の人間で生きる

「習うは一生～」の諺があるように人間はどんなに年をとっても、学ばねばならぬことがあるということです。人間は生涯、努力して生きねばなりません。「健康のカギ」を求め、自分の力を発揮できる人間こそ、決めたことを実行できる者です。

健康食の一つ、昔から食べ続けている健康を保つ食べ物として、注目視されている発酵食品は、体に良い食べ物です。日本食の根源である時間と手間をかける日本人の体によい食べ物は、日本の生きた食べ物です。植物食の発酵食品は、素晴らしい食べ物です。

昔から、味噌汁を飲むと病気になりにくい体になると言われ、たっぷりの野菜や海藻の具と煮干のダシとで作る味噌汁と、新鮮な野菜の糠漬けは、長年、日本人の健康を守ってきた一助であり、私達の食事に欠かせない健康食品です。

現代の日本の食生活は豊かになり、手軽さや便利さはありますが、昔からの食生活に学んで、先祖代々受け継がれてきた家庭の味と生活環境を見直さなければと思います。食生活の変化の中に生きる、現在、日本人の健康は、急激な高度経済成長を経て、文化生活にもかかわらず、成人病に苦しむ人が後を絶たない現状です。

海・山・田畑からとれる食材で、栄養価を高め、味に深みを増した和食のバランスは、たいへん素晴らしい健康食「元気の源」です。春夏秋冬の一年を上手に取り入れる生活様式と、自分の体を育てる心構えが必要な時期でもあります。日本古来の食文化の伝統に学び、伝えたい、力と知恵から生み出された進歩で、病気を少しでも軽減する方法を見いだし、日々の生活に役立て、体調管理を整えましょう。

私は、古いなごりと四季折々の風習と日本の伝統、地域の習わし、わが家のしきたりなどの継承を重んじ、一年一年の暮らしから本当の健康「和食の力」を維持することができました。日本の風土と大自然の恵みは、すばらしい栄養素を私達に与えてくれます。季節の山野草・野菜・果物・魚介類は、体が一番喜ぶ新鮮な食べ物です。

親として、家族を想い、健康のために良い物を求める、人間の体が元気になる食事こそ妙薬です。健康づくりは、自分のためにすることです。生涯をとおして健康体で過ごせることは、素晴らしく幸せな誇りある人生です。年齢を重ねつつも健やかな生活を送るために、日頃から、体調に気を配りたいものです。

めまぐるしい現代社会において、古くからの言い伝えは「人生の生き甲斐」ある原点です。核家族生活の昨今、人生という長い旅の出発点は家庭からです。文明がいくら進もうと、人間の体は守らなければなりません。味気ない生活ほど病気を作ります。それぞれが年齢を重ね、初めてわかる生きる幸福は、自分自身で求めるものです。

私達日本人が長寿であることは、昔から、食べて健康になる「ご飯」を主食にする、日本の伝統的な食事を食べ続けてきた証です。健康な体を作ることは、内臓機能がしっかり働くことです。まず、何百年も食べ続けている「白米食」ご飯をしっかり食べます。体と心の健康を考え、見失っている食の乱れを見直し、偏った食事内容を改善することが第一です。

太る原因は、食べすぎの繰り返しが続いて、腸が活発に働けないために栄養分が消化できないことです。動物性脂肪のとりすぎも、肥満や成人病の原因になります。

食物繊維の多い海藻・きのこ類・野菜・豆・芋類・穀類を上手に取り入れ、腸をいつも元気に保ちましょう。大腸（直腸）をきれいにすることが肝要です。毎日の食べ物の老廃物を翌朝に、すっきり排便すると腸が楽に動き、大腸の働きが正常になると、体内の血液のめぐりも良く、組織細胞も若返って活発になります。ほとんどの症状はよい方向に好転し、病気が治ることが多いものです。腸管を動かし、腸を掃除する食べ物を摂取しましょう。

体が元気になると、仕事にも意欲が出ます。体も軽やかになり、気持ちもはずみ、健康ってすばらしく幸せな努力の賜物だと実感できます。

病気になるドロドロ血液とは、血中に含まれる糖・コレステロール・中性脂肪などが多くなり、粘着性が増して、固まりやすくなった血液のことです。人間は血のめぐりが悪い状態が続くと、脳に新鮮な酸素や栄養が十分運ばれず、判断力・記憶力・視力・歯などなどの低下や、冷え性・手足のしびれ・肩こり・肌荒れなどの症状が起こりやすくなります。肉類や乳製品・塩分・アルコールの摂りすぎ、喫煙者・運動不足・ストレス過剰・食べすぎ・野菜不足の人は、食生活を見直して、一日も早く改善しましょう。

第2章　古代からの食の知恵を活かして生きる

両親は生涯、模範的な存在

親とは、子どもに生きるための力を授ける存在です。それを生かす人間として自力で育った体は、強さを備えます。私の両親の時代は、戦争と不景気と、戦後の荒れはてた苦しい時代でした。貧窮の日本では、国民みんなが生きるための生活に夢中でした。親達は、明日をどう生きるかの食糧難の時代を乗り越え、食べる物さえ十分でなくても子ども達には、よい教育環境を与えたいと、必死にがんばってきたそうです。生きるための両親のすさまじい底力に、私は話を聞いているだけで胸が熱くなり、現代の不況と比較しながら言葉もなく聞き惚れるばかりでした。

幸いにして、私の家は農家でありましたから、三度の食事時には、お腹いっぱい食べなさいと、いつも言われたものです。都会も田舎も貧しく、育ち盛りの子供達と戦後の復興期とともに特に困った食糧不足の主食は、食糧管理法で配給制になり、一日の配給量も不十分で、おじや・すいとん・おかゆ食などに工夫したそうです。栄養の不十分な日常食によって、次代を担う子どもたちが栄養失調にならないためにと学校給食が始まったと語ります。

敗戦国日本の食事は、戦後の欧米思想が流入し、変動していく日本の歩みと両親達が日々努力した偉大な力が、現代の日本の礎であると話します。そんな両親に育てられた私は、時代の変化はあっても私の生き方は、いまもって変わりない生活です。

どのような文化生活でも、体が活動するためには全身が狂いなく元気に動きます。いままでの生活習慣で得た知識欲と目的意識を常にもつ私は、健康への歩みと自分にとって貴重な食事は私にとって、生きるための命の薬です。急速に伸び進む一方でありながら、現在の生活習慣病の多さ（高血圧、肥満、糖尿病）に勝つために食生活の見直しが最優先だと、来る日も来る日も不言実行で続けた私の毎日の食事は、ご飯をしっかり食べる、おかずは少量ながらバラエティに富んだものをとる。

自然の時季と実践欲で昔ながらの日本人の生き方をする、当たり前のことは母の力が大きく、人間は年齢を重ねるにつれ、体調不良、心の不調など、さまざまな問題に遭遇するものです。そして、人生最大の節目である還暦を機に、心の働きが狂い出す時期でもあります。無理や我慢をせずに、ご自分の時間を有意義に活用し、心身のリフレッシュを図り、健やかな生活に少しでも役立つ、親としての鏡を抱きつつ、小さな目標でも地道な努力から満足が伝わる生き方をして、いつまでも頭脳と体を使いこなせる人間として生きることです。

何もかも当たり前のことですが、核家族化される文化生活の現在に、少しでも日常生活に実践力を発揮する必要性の分かる人間として、心を育て、生涯健康で過ごせる大きな役割を果たせる親「模範」として生きる力になることを望むものです。些細なことでも、実践することの重要性を深め、打ちこめるところに真実の扉を開く力を生みだす人間として生きたいものです。

人間は信用の厚い人間に育つことです。日常生活の中で、自分自身が実践することこそが大事です。それは与えられた条件で精いっぱいの努力と、工夫に工夫を重ねた現実生活の中から育ちます。実行するから真実の意味も理解できます。人間は努力を重ねるほど自然な輝きを放てるものです。満足感や達成感、人間としての行動力・理解力・責任感（信頼度）、広い知識と豊かな心で自分を鍛え、実際に自分で実行するから、苦労や価値が解ります。実践する人間ほど尊く、相手に伝わる生きた言葉で語れます。世の中で「うそ」をつくほど悲しいことはありません。身分や立場から程度を越える振る舞いぶりの人にも（自己主張が強く）困ります。

あなたの贅沢とは何ですか。私には、自然を生かす質素な生活術の安心という贅沢があって、いつも私を支え、生かしてくれています。お金を多くかけても自分の力を発揮せずにわがまま勝手の生活では、無駄な時間を過ごすことになり飽きてしまいます。現在の毎日の生活を、もう一度見つめ直すことから始めてみませんか。人間の健康も毎日の積み重ねから出来上がります。自分の頭で考え、納得するまで行動する、真の健康体を創り出しましょう。正しいことは時が過ぎても変わりません。どのように日本の国が変わろうとも、世の中が変化しようとも、人間の体は変わらないのです。人間の身体は、健康で生きられるように、全身の細胞を正常にして、自然治癒力を強めることが大事です。自分で自分の体を使いこなす力を求め、実行するから意味があります。

私は働くことの喜びを身につけ、どのような環境でも人間としての才能を存分に生かし、工夫に工夫を重ね、何十倍の時を得て知る生活の知恵と、両親と生きた真の路の土台が、私を生かす根比べの人生でもあります。生きるための食との挑戦に明け暮れた私は、可能性を存分に生かした生活術と自助努力の歩みでありました。人間は基礎・躾がしっかり根付けば、どう生きるかの大切な自分の生きる道は開きます。

安心して、積極的に生きることは、目標（目的）をもち、現実を知る行動力（実行）です。人間は現実とぶつかって初めて大事なことに気づくものです。毎日の努力から、生き甲斐を感じる暮らしで全身を使いこなす体に鍛えることが、健康に生きる目的です。世間に出て、社会人として恥じないためにと、親の役目こそ大きな愛情から育まれた躾です。その日その日が変わらずとも、毎日をきちんとした生活で過ごし、長い年月を経た結果には、とても驚くほど異なるものです。実践により喜びの心を学び、精いっぱい努力するほど、生きようとする志を覚えます。どのような天候にも実感する日々は、つまずきも多く、子育て、会社、主婦業とがむしゃらに働き、納得するまでは苦闘の連続ではありますが、心も財布も言葉にも満たされる明るい響きと、親としての品格を持ち続け、家族と暮らす人生の支えのできる生き方をしたいものです。

長い人生です。人間はなんでも自分に振りかかって初めて気づくものです。苦労を惜しまない人間ほど頭脳のすばらしい人間味の深さを覚えます。何事でも、自分に楽しく、努力の結果と精神力が、年齢を重ねるほどに魅力的に映えるものです。そんな人生を過ごすために、自分の体を知り、守れる自分として、いつまでも人間らしく、毎日、心が育つ生き甲斐ある生活に精いっぱい臨みます。

生きるための食事、人間の体と健康は誰しも考えます。人間は年齢を重ねていくと体の機能も徐々に衰えます。ご自分の体の事情も考えずに、都合のよいように食べる人ほど病気を重くします。どうして病気になるのか、考えたことがありますか。75歳の敬老の年を過ぎ、自分の体を守れないほど老いて力が弱い体になってしまったり、病気をかかえたり、自分の体が怠け、物忘れが多く、メリハリのない生活が続くなどの症状を、もう年だからと諦めていませんか。

人間の人生で縛られない、制限されない生き方ほど幸せなことは、ないのです。お年を重ねるほど、自分の自由な時間を有効利用でき楽しめます。健康で充実して過ごすことを心がけ、家族と和める時間の多い、安心できる生活に努め、老いるほどに自分のことは面倒がらずに、清らかな身だしなみを整い、計画を立て変化のある自らの心をも磨ける、生きることの尊い姿を家族のお手本にと積み、日常のありふれた行為から知る教えは、実践ができるのでわが身を大切にすることを悟ります。

老いることのない身体の変調は、人間の自然現象ですが、人間は判断・創造・意欲・目標があれば、毎日がとても活動的に過ごせるものです。生涯にわたって人間としての自覚と役目を守れる力を持ちたいものです。

☆栄養・運動・休養・排泄のバランスのとれた生活が健康を守る

健康な体を守るには、栄養（食生活）・運動（体力維持）・休養（睡眠）・排泄（快便）のバランスのとれた生活を営む、あたりまえのことの生活習慣ですが、守れてますか？

①ご飯をしっかり食べる食事をする。家族みんなで食べれる料理の工夫が、丈夫な体をつくります。

「よく噛むこと」食べ物をよく噛んで食べることの必要性がわかります。

○よく噛むことは、食べ過ぎを防ぎ、肥満予防ができます。腹八分目を守ります。

○食べ物をよく噛むことは、アゴや歯ぐきをきたえます。だ液は消化を助けますので、噛むほどに唾液がたくさん出て、胃腸の負担を軽くします。

○よく噛むことは、脳に刺激を与え、脳の活性化にも役立ちます。

○唾液は噛むほど出て、口の中をきれいにし、虫歯を予防する働きもします。

○きれいな歯と、元気な歯を保つ食材を、積極的に使いましょう。

◎食物繊維が多いものや堅いものも加えて調理方法にひと工夫する。

◎野菜は、堅めに茹でると噛みごたえも抜群。

◎味付けは薄味で、食材をよく噛みしめて味わう工夫をする。

◎旬の食材を求め、噛む習慣を身につける。

◎よく噛むことは体全体の健康にも重要な意味を持ちます。

◎よく噛むことは、きれいな歯を保ちます。歯みがきは基本です。

歯ごたえのある食べ物をとり、酸味のある食べ物は歯をきれいにします。

②腹八分目の生活へ。人間は腹八分目を守ることが健康への秘訣です。正しい食べ物をとったとしても、暴飲暴食の生活は悪い結果となります。食べ物の量は、日常の動作の中で活動量と健康状態によって、摂取量は異なります。健康的な食べ方とは、しっかり食事をとり、食べた栄養を全身に行き渡らせるよう活動する。体の不要な老廃物をすべて排泄することが健康体を維持します。

心の力は家庭で育つ

病気を作らない強い身体に育てることは、母親の役目です。成人すぎたら、体調管理は、ご自分の力で守りきる人間になることです。自分の体に正直に働いてくれる食べ物をとることです。長い人生ですから、一日の生活をいかに健康で生きられるか、本人の実行次第です。個人の生き方ですが、家庭環境「生活習慣」の蓄積から成り立つものです。幼い頃から心が育つ躾を強いることが、どのような時代にも屈することなく、心の豊かさを持つ人間に成長します。

何事にも頭脳と体験から独創的な力を発揮し、目的意識をもち、自助努力の姿勢で存分に行動できる身体に備える健康体は、家族にとって安定するとても大きな働きが望めます。それには、毎日の活動源である食事から始まります。人間は食べ物で左右されます。食欲が不足していても食欲が旺盛でも、病気の原因となるでしょう。私の育った時代では、すべてが人間の身体を使う人力の生活環境であり、小さな力でも役立つ助け合う精神は自然に育まれ、自然に学び自分の思想を作り上げる自然のリズムで暮らす生活の合理化をはかるための資本「健康体」であることは、人体を守る人間の体に一番よい食べ物であることを、どんどん成長するにともない吸収するのでした。人間の頭脳は使うほど身体も動き、汗をかくほど心も磨かれ、働くことの喜びを全身で覚えたものです。

「三つ子の魂百まで」といいますが、守るか守らないかは本人の力です。時代の変化で質素な生活の農家で育った私は、畑で収穫するすべてが家族の力で生育された野菜・果物・卵など新鮮な物ばかりの食膳で育った私の体は、その味をしっかり覚えていたのでした。

結婚、家庭と事業を両立させる生活は、石の上にも三年の歳月に「見ざる、聞かざる、言わざる」の生活の中、正直に働き続けた辛抱の日々、貧乏と健康は、私という人間を成長させた原動力でもあります。働ける健康な体こそ、私にとって一番大切な資本であると、常に頭脳と心とお金の三条件を満たす生活は、とても楽しく「子に過ぎたる宝無し」と、わが子の成長とともに、社会人になるまでは何があってもひるまず、毎日を懸命に打ち込む歳月は、自分の価値を信じ、両親や先人の知恵のおかげから、私なりの生活術で健康が守られた意欲的な毎日に、古希の人生の扉を開く時が到来し、健康生活一直線の現今の私です。

この年齢になっても、しっかりとサインを出す私の体は、常に体が喜ぶものを覚えており、栄養が不足すると要求サインを発信してくれます。そのお陰で、私の体は、すこぶる元気で活動的です。一年に一度の健康診断は、私にとって健康を観察するバロメーターです。この歳月を来る日も来る日も常識的なことから守られた全身の細胞が元気で働く元気な体こそは、食事によって守られております。

古来からの発酵食品と、先人の知恵・言葉・諺・時「年代・時代・時間・季節」の蓄えの教えが先祖代々に継承され、日本の伝統を守った結果を、私流に整理して、自身の体で挑戦した自然との生活でありました。私の生命は、食べ物で守られ、病気に克つ力を養います。大好きな食べ物で生かされ続けた体は、幼少期から自然に身についた習慣と農家育ちの生活環境に育まれ、遊びや野山で摘み取る山菜にしても、体に良いものか、不向きであるか、子どもの頃からのお手伝いと遊びの工夫から学び、身に付いたものです。日々の活動の中から重ね深めた生きた知恵と知識は、生涯忘れるものではないのです。

古くから読み・書き・そろばんという語源があるように、人間が生きるにふさわしい生き方の基礎が身につけば、どのような時代に変化しようと、健康は守られます。私の身体は、本当に必要としている「食養」は、日本の伝統食が一番体に良い養生法です。体の内側から元気にし、自らの体を十分に使い、人間として、自分にふさわしい命を養う食と暮らしに活かせる工夫や知恵と、実践の手間が大きな支えと、健康に導く生活「こなせる人間」になる当然の暮らしは、祖先が教え残した食べ物の尊い知恵です。

私は、病気を治す薬よりも食事こそ、私の生命の薬として食べます。健康な体は、自然の奥深い季節感ある食生活から成り立ちます。自分の目標に、全身を活動的に生かす原動力として、どのような時代にも左右されない、力と心に栄養を与え、心の絆や心のぬくもりが伝われればと、夢中で過ごしてきてしまいました。

相手の立場を自分に置きかえ、人を大切に思い、人の心の強さと言葉によって、人間関係を深めることも大切です。人間の話す言葉にも、生かせる言葉と失望させる言葉とがあります。毎日の生活の中で友達や家族と楽しく話し合い、相談し合う、さまざまな会話からも、教えや役立つ知恵、感心させられたり、勇気づけられたりと、人間としての価値や尊さを養い、家庭環境の結びつきから、生活の基本と、拠り所としての現実生活の営みの中にあるもののすべてが、人生の修行でありました。時代の変化から、ストレス社会の生活と諦めることも、心の養生として長い人生を満たすのに必要です。些細なことですが、健康への意識を高め、必要である以上実践する、望む力は惜しみなく使い、暮らしの中に磨きの心を活かす時代です。自分の頭で考え、能力を存分に使う、行動することで理解を示し納得できる、知識を生かす、知恵を身につけ、実践するからこそ尊いのです。〝経験は学問にまさる〟の格言どおり、私は両親より「習うは一生である」と、実際に自分で実行するから得心がいき、自分に知力を深めることができる生活は、自然環境と伝統的な食生活から私なりの手法で健康への意識を高められたのです。

私の体は、些細な病気も食べ物から治す生活です。体に良い食べ物をとる習慣が身についた健康な身体は、私の財産の一つです。人間は生涯、それぞれの役割を果たす義務と規則で守られ、よい習慣を養うところは家庭です。

人間は、学ぶことに年をとりすぎたということはないのです。老いても、「仕事を見て、その人を知る」ことです。仕事は、頭や体を使って働くことです。お年寄りをお手本に、自分の老後はどのような過ごし方がよいか、厄年を節目に、健康と命の尊さを知るよいチャンスです。

人生は、生涯現役で、生き甲斐のある人生を送ることです。人間は心の力が弱いと、過ちを繰り返します。心の深さも自分を現す鏡となります。人間の健康は、古くからの〝早寝早起き病しらず〟といいます。夜ふかしをしないで、早く寝て、早く起きる習慣が付けば、健康で病気にかかることもないであろうと、心身ともに好調で、心満ちた生活と尊い命を守れることとなるでしょう。

毎年季節が変化する春夏秋冬に、人間の体も、それに関係して病気を寄せ付けないために、食べ物も季節の野菜・果物・魚介類の栄養をとることによって健康は守られます。果物でも、夏は体を冷やすために水分の多い果物が食されます。冬場は寒さに勝つためにビタミンＣの多いものが多く、体を調整してくれます。お花にしても同じことです。夏には夏用の生花が日保ちがしますし、寒い冬には冬場に咲く花が強いものです。季節の物の必要性が分かります。

人間の食事は、生きるために食べます。食事を間違えると、病気を発症させる原因となります。人間の体は何を食べてもよいのですが、自分の体に必要な分量を摂取することが望ましく、体を動かさないのに食べたいからと必要以上にとることは、体を狂わすもとです。

人間の体は、血管を丈夫にして血液がスムーズに流れることが肝要です。私達の体をむしばむ便秘や高血圧症などは、食生活の間違いからこじらせてしまったものです。もう年だからとか、老人だから体全体が老化現象で古く弱くなってしまうと考える人もおりますが、若くても脂質のとりすぎが原因で、硬い血管病で医者にかかっている人も多い現状です。昔は肉を食べるなら、肉と同量の野菜を食べなさいと教えられました。若いからといって、自分の好きな食べ物ばかり食べることは、それが蓄積されて、大病になりかねません。人間は自分に振りかかってこそ、気が付き、分かるものです。昔から〝かわいい子には旅をさせよ〟の諺があるように、幼い時から辛さ「苦労」を感じとらせる意味を体験させて、覚えさせる躾も必要です。

私の体は、先人の歴史が語っている生活の経験から得た知識や深い知恵を基盤に、私の人生に十分役立ち、若いうちの苦労は、買ってでもしなさいと、いわれることを実行してきたので、将来のために十分役立ちます。苦は楽しみの元と、長い長い歳月に、私の煩悩はいつも一言の諺に励まされ、存分に活用した私生活の結果から、元気に過ごしております。私の体は、栄養が不足すると要求サインを出します。毎日が健やかで活動的な生活には、新鮮な物ほど「生」で食べられて、栄養価が高いのです。私は、肉食や油物には、野菜と酢の物かクエン酸の果物を加えます。野菜の食物繊維質と酢は、油の消化を助けます。果物や自然酢を加えてとる心がけも必要です。肉だけの食事（動物食は脂肪を多量にとる）には、体を苦しめる、体を疲れさせる、冷えると固まる動物油は身体によくないということを守りたいものです。

揚げ物料理も同様です。胃病を防ぎ、脂肪の消化を助け、胃腸に優しいトマト・リンゴ・キャベツ・大根おろし、海藻サラダ、酢の物等を加え、腸内の浄化作用や便通をスムーズにする働きと中和する酢の物や果物をとることで体が軽くなります。人間は生きる以上食べたら消費するために、全身を使いこなせる人間になるように努力することです。

一九五一年（昭和二六年）、日本は平和条約を結び独立国となりましたが、その後、日本は復興を遂げ、日本人の食生活は急激な経済成長にともない、急速に欧米化傾向に進み、とても便利な手軽な時代となりました。日本は、今や世界一の長寿国といわれ、日本食ブームになっております。一方で、成人病患者が多く見られます。本来、人間の体によい食べ物として、守られてきた昔（古事）から食べ続けている日本人の体質にあった米・豆・野菜・海藻ですが、特に野菜中心の食事が理想的でした。日本の食事とは、手間を惜しまず、時間を楽しみ、家庭の味である母の技と手間が活かされた安心な食事でした。どんなに文化生活の時代にも日本人の食事は、母から子に引き継がれる味で、昔からの食習慣で健康を守ります。季節のわからない野菜や果物、自由貿易時代で豊富ですが産地や収穫日が不明の食べ物に、人間の体は病気で悩み、薬が手離せない、薬で生かされる現状になっています。

もっともっと、自分の体を知る、自分の体に必要な栄養を食事からとることを心がけ、健康を取り戻すことです。質のよい食べ物は、胃や腸で消化された後に良い血液を作り、体のすみずみ（毛細血管）の一つ一つの細胞に元気を与えてくれます。今までの積み重ねを見直して病気のある体は原因を確かめて改め、内臓の弱い人はご飯をしっかり食べる工夫から始めるなどの一つ一つ原因を解消する努力が必要です。

何度も繰り返しますが、ポイントは食と胃腸で古くから食べ物が血となり肉となると申す通りです。体に合った食べ物をとれば良いことですが、不自然な本来人間の体に合わない食べ物を常にとることは、当然不必要なものも血液に入り、血液が汚れてきます。腸内には、老廃物がたまっていて、全身的な障害の原因になっていることもありますので、これを排泄し、腸を正常にしなければなりません。排泄物がすっかり出てしまえば、症状も軽くなることもあります。古来より「胃腸は万病のもと」の如く、先ずは胃腸から整え健康を取り戻すことです。

その人の食生活が偏っているかどうかの一つの目安は肥満の場合同様、酸味の物が好きか嫌いかです。酸味と植物繊維質のとり方です。酸味を十分とっている体は成人病の引き金となる塩分や糖分のとりすぎを自然に防ぐことにつながります。私の育った頃は、味噌、醤油、漬物はどこの家庭でも手作りの時代でした。各家庭の味を大切に手間や時間をかけた本当の健康を守る食品として、毎日食卓に並び、多い収穫には天日干しする保存で栄養価を高めたり、味に深みを増す、自然の旨味がどんなに食べても飽きない生きる味として、覚えた身体は、いくつになっても親からの大切な家族を守る生きた調味料でした。

人間の体に必要な栄養分は古代からの植物性食品が多く、現代では、高脂肪食品がいろいろに加工され、手軽に求められます。人間の体は、高い栄養食ばかり食べていると、排泄物の量が少なくて、大腸は輸送する活動を怠けはじめます。そんなことにならないうちにバランス食―野菜、穀物、海藻、きのこ類等と一緒にとる工夫をしましょう。植物繊維質は排泄物の量を保つ大切な役割を果たします。体に悪いものを腸でくいとめる繊維質です。野菜に多い植物繊維は腸内環境を整えてくれます。油料理を食べることは、カロリーが高く、太ってしまうものです。火を通した野菜色のこい野菜を食べることです。色のこい野菜にはビタミンやミネラルが豊富で、一緒にとるとバランスがよいです。植物繊維が足りない人は糖尿病、肥満、腸ガン、動脈硬化、胆石、心臓病に注意です。

繊維質のとる量が少ないことも考えられます。私はとろろ昆布や粘る昆布を使います。

私の一日の目安量。私はご飯で調整します。健康体ですので野菜は一日に３５０ｇが目安です。植物繊維と海藻類と酢の物と果物の理想的な食事です。私は体が要求する範囲で調理をします。体が不足している五味を中心に考えてとります。腹八分目を守ることです。

生きるための知恵

体の調子が悪かったり、食事の栄養バランスの崩れがあると、病気につけこまれます。人間は加齢とともに自分の体調自体も崩してしまいます。いきいきと充実した毎日を送るための健康づくりは、正しい食生活で守られます。一日三度の食事は、健康に暮らすための大切なポイントです。毎日、しっかり摂取しましょう。

昔から、漁師さんは魚（カツオ・マグロ）の目玉の後ろの部分に血液サラサラの脂の栄養素（脂肪酸）が多いことを知っていました(イワシ・サバ・サンマ・アジの青魚に脂肪酸が多く含まれている)。

現在では、魚を食べると頭がよくなるメロディーが流れるお店もあらわれるほど、魚の脂には血液を固まりにくくする魚パワーが一般的に知られております。魚を常食する食生活は、脳神経を活性化させ、毎日減少する脳細胞を補うことにつながります。いくつになっても脳の働きを保ち、記憶力や集中力を高めるためにも、魚の脂は体に重要な栄養素です。現在の欧米諸国では、日本型食生活が注目されておりますように、白米食を主食とした野菜食、大豆食品、海藻魚貝類、畜産食品などを上手にバランスよくとる食事は、栄養の組み合わせがとてもよいのです。

昔から食べ続けているご飯に味噌汁は、大豆の栄養素と味噌汁の具（野菜の繊維質）から、不足分をうまく補う組み合わせです。ご飯はどんなおかずにも相性がよく、おいしく食べ合わせることができます。

正しい食事は、体の機能を整えてくれます。季節の食材と五味五法のバランスと母の手間（心）を加えた食事は、安心と安全な至福の時間です。家族の尊い生命を守り続ける和食こそ、食べて健康になる源です。

全身の健康を維持するために基本的な知識は必要です。最近は、当たり前のことに気づかない傾向があります。戦後の日本は経済成長を経て、日本人の食生活は、表面的には豊かになり、肉食の食生活に変化した偏りから、成人病や肥満の増加傾向があり、最近は社会問題化しています。生活の豊かさと、手軽さ、便利さから、店頭は加工食品でいっぱいです。時代の変化と食生活の変化による弊害は大きく、注目すべき最も大きな原因です。手間を惜しみなくかける日本食のルーツが、失われているのが現状です。人間生活に欠かすことのできない食の大切さと実践することの重要性をあらためて認識すべき時代のようです。

病気をかかえる人は

○食べ物に好き嫌いがあります。
○身体を動かすことに消極的であり、変化がない生活を続けている。
○自己中心的なタイプが多い。
○本当の自分の生きた言葉が見えない。実行力が弱い。

人間は全身を使う動物です。健康な人は、歯もしっかりと、頭脳もよく回転し、何をするにも行動的で、全身に力がみなぎり輝いてみえます。生きているから何事にも挑戦できます。

健康な体の人は、燃焼・代謝・排泄がとてもよく働いている体です。不健康な体の人は、便秘・血圧・運動不足や、体調不良を年のせいにしたりする人が多いものです。生きているかぎり病気は治せます。原因を正して改めることです。

病気をかかえている体の人は、卵・牛乳・豆腐・塩分・練り製品・干物の魚・揚げ物・油料理・生野菜のとりすぎに注意することです。

繊維質や粘液質の多い野菜・海藻類・豆類などとネバネバ野菜は、消化液の分泌をよくし、胃を活発にしてくれます。

野菜は、古くからの煮野菜と茹でることが健康法の食事療法です。健康を守るのも不健康になるのも自分自身です。健康の原点を考え見直して、なぜ病気が発生するのか、考えたことがありますか。ご先祖様からの伝統食であるご飯中心の和食は、野菜の食事が理想的です。

日本人の体質に合った食事をすることが大切だと継承してきましたが、戦後の経済成長から食生活も欧米化し、乳製品・脂肪・肉類の摂取傾向が強く、野菜不足から健康を損ない、生活習慣病になる人の多さに目を見張る現代です。昔から食べ続けているご飯中心の食事を見直す時期ではないでしょうか。体に必要な栄養は、食事から摂取することが望ましく、食生活の乱れやストレス、野菜の栄養価が低下しているなど、安全面での不安もある現代ですが、昔から受け継ぐ地産地消、つまり地元で採れたものは、地元で消費することです。自由貿易の時代で、産地と消費者の距離間や品種が昔と今では違い、食べても昔の味がしません。味も栄養価も満ちていないまま出荷する、熟さない物を食べ続けていることが現状です。

私の生活は継続は力なり、古くから日本人に合っている、親しまれている、発酵食品とご飯の力で健康を維持する先人の教えから守られます。

早寝早起きを守り、四季の具だくさんのみそ汁は、栄養豊富なおかずです。古くから食べ続けている納豆は、血流をよくし血液中の不要な脂肪を取り除き、血栓を溶かしてくれる健康食品です。発酵食品であるみそ汁や納豆は、相性のよい組み合わせで常食することが健康につながります。納豆やみそは、量を多くしなくともすぐれた効果があるものです。

昔はご飯中心の食事で、みそ汁はおかずにもなりました。朝の目覚めが悪いのは、脂肪の多い食品を食べ過ぎることや、深い睡眠がとれていないことで起こります。たんぱく質や脂肪のとりすぎは病気の引き金となります。

私は労働した時は特にご飯を多くとり、ご飯で調整する食事です。内臓に負担をかけないご飯が一番安全食です。夕食は身体をつくる一番大切な食事です。手間を惜しまず手作り料理では、蛋白質を十分とります。人間の体は睡眠中に修復してくれます。快適な生活や健康は睡眠からです。三大栄養素の蛋白質は、肉・魚介類に多く含まれ、主に魚は種類も豊富ですからいろいろに調理できます。刺身・煮魚・焼き魚・揚げ物・蒸し物などの工夫をすれば変化があって、飽きもなく食べられます。ご飯に魚介類は、栄養的にも理にかなっている食事です。

肉が多い食事には、繊維質や酢の物、サラダ、果物を加えて腸内環境をよくする工夫をしましょう。食物繊維は吸着性が強く、腸内の余分な脂肪や食べかすも排泄する働きと腸内の働きを活発にしてくれます。野菜は温野菜をたべます。酢の物は、ワカメとキュウリ、モヤシとモズクと山芋、人参と大根、ゴマと切り干し大根、キャベツと春雨、酢ハス、トコロテンなどで工夫します。サラダはポテト、ゴボー、小カブ、トマト、玉葱、フルーツ、マカロニー、カニ、スパゲティーで作ります。セロリ、キュウリ、大根はスティックサラダにします。

海藻サラダには、キュウリ・刻み昆布・モヤシ・人参と酢とだしつゆで作ります。

食事を改めて克服するには、第一に腹八分目を守ることです。人間の体は、使っただけの栄養を必要なだけ、腹八分目に食べ、吸収した栄養を全部使い、カスをすべて排泄することが一番の健康的な食べ方です。肉類・糖分・塩分はひかえめにし、良い血液材料となる、繊維質や粘液質の多い野菜、海草・豆類をとり、胃腸を整えましょう。下半身を丈夫にきたえましょう。散歩・スクワット・ストレッチ体操などで足の筋力をつけましょう。

深呼吸（腹式呼吸）をする。心臓・肺機能を高め、全身の血のめぐりをよくしましょう。深呼吸すると、高ぶった神経もおさまり、心の動きをも良い方に向きます。笑うこともとてもよいことです。自分の力でしっかり排泄する習慣をつけましょう。人間は食べたら消費して不要なカスを排便する、この働きが完全におこなわれていることで健康は守られます。

全身の細胞に栄養が十分いきわたり、毛細血管まで丈夫にすることです。人間は実行するから、この効果が分かります。自分が正しいと思ってしてきたことが、病気となって表れてしまった人は、原因を改めればよいことです。人間は加齢になるほど心の力が弱くなりがちです。不安な時には、自分を支えてくれるさまざまな形からサポートしてくれる人を持つことです。趣味の合う人や地域の仲間など、知識の豊富な人と知り合うことです。

人間は体を動かすことで、よくつまづく人、足をあげているようであがっていないためによろけたりすることがなくなります。筋肉が鍛えられ、瞬発力の発達もよく骨がしっかり頑丈になるのです。骨を丈夫にするためには、屋外で太陽に十分当たることが一番の早道です。日光浴と強い骨をつくるためのヨーグルト・スキムミルク・小松菜・切干大根・ブロッコリー・昆布・ワカメ・ヒジキ・煮干などの小魚とゴマ・のり・お茶・糠漬け・サンマ・シシャモ・シラス干し・納豆などで骨を元気にすることです。それにはご飯をしっかりとりましょう。ご飯が少ない食事は、内臓が弱く病気を作りやすい体になりやすいのです。

人間は、脳の血行が悪くなると疲れやすい体になります。血液が汚れてくると病気になります。長時間同じ姿勢でいると筋肉がかたくなり、血の巡りが低下します。手足を動かす工夫をすると血行がよくなります。ベットや畳の上に横たわり自転車こぎをすると筋肉がつきます。足のふくらはぎの筋肉が強いほど下から上に押し上げ、血液の流れがよくなります。毎日、朝の深呼吸やかかとを上げて、爪先（つまさき）でトントンと跳び上がる運動やスクワット体操、足首を上下させる工夫なども血行をよくします。健康は自分で管理するものです。筋肉関節のアンバランスは内臓の働きを悪くします。

人間は動物（うごくもの）です。動きが悪いことは、健康でないわけです。病気の時は、必ずどこかの関節が硬く、動きも悪く、関節の硬いところがあり、弾力を失っています。どこの関節も筋肉も自由に動くように硬いところをほぐす必要があります。ところで人間の心臓は、心臓から上の血液は重力に従って心臓に戻りやすいですが、下半身、特に足の血液は高い方へもどすわけですから足の筋肉が弾力を失っていると、全身的な血のめぐりを悪くします。また足の故障は内臓に影響しており、病人は必ず足に故障を起こしていると言われています。

体の柔軟な人は若々しく、体が硬い人には老化現象が現れます。筋肉は、力を入れたときに十分に縮み強く硬くなり、力を抜いた時、完全に伸びて柔らかくなくてはなりません。ところが不健康な場合は、ある部分の筋肉の伸びちぢみが十分でなく、弾力を失っています。そして血液循環を妨げ、酸性血液がたまります。要するに、血のめぐりが悪くなっているのですから、改めることが健康法のポイントです。

しかし、健康法は各人自分に合った方法を見つけて、自分の体は自分で気をつけ、自分で整えることを心がけることが第一です。歩くことが足りず、足の筋肉が弱く、力不足から足に血がたまりやすい状態になっているのです。歩ける人はなるべく階段を歩き、坂を登ることなどはより効果的です。靴にしても、足指が楽で曲げやすく、かかとの低い靴がよいのです。

偏平足は血のめぐりを悪くします。ハダシで砂地や芝生を歩くことです。適度の運動をすることが筋肉の硬さをほぐします。自分の体の状態を考えて、行うことです。

体がポカポカ温まってくることは、血行がよくなって、体の隅ずみの毛細血管まで血液がいきわたることです。新しい血液が体中にいきわたると、細胞が活発に活動してくれます。毎日のサイクルがしっかりできれば細胞を正常にして、自然治癒力を強めます。血液を浄化できる食べ物をとる工夫も大切です。

表面がヌルヌルしているカキ・イカ・タコ・ウナギ・ドジョウなどの、良い血液の材料となる粘液質の多い野菜・海藻・豆などの食べ物があります。全身をノーマルに保つ理想的な食生活を続けることです。昔から言われている腹八分目を守り、よく噛んで食べて吸収した栄養を全部使い、不要物をすべて排泄することが血液を浄化する養生法です。

「深呼吸」

私は毎日、深呼吸をすることを心がけております。深い呼吸をするためには、肺が十分ふくらまなくてはなりません。十分ふくらませるには、背骨を真っすぐに伸ばし、正しい姿勢にすることが大切です。

「笑う門には福来たる」

楽しい心で大きな声で笑った時には、自然にお腹がへこんで知らず知らずのうちに腹式呼吸をしています。明るく楽しい笑いの時間はとても体に良いことで自然に呼吸を正し、血液を浄化することになります。笑いは、人を健康に導くものです。深呼吸で肺を十分にしぼって出すようにする腹式呼吸は、全身の血のめぐりがよくなります。

毎日、意識せずにしている呼吸も、軽々しく考えられないわけですが、わけもなく吸って吐いては、必要量の酸素が入らず、炭酸ガスなどを十分吐けないでいる場合が多いのです。浅い呼吸ではなく、完全に吐ききるように長く吐くことを考えればよいのです。

息を吐けばいやでも吐いただけ吸うことになります。これが呼吸法のコツです。私達が生きるためには酸素が必要です。人間は働くこと、遊ぶこと、学ぶこと、体を動かすことの大切さを実感し、笑いの大切さ（笑うことが体の細胞を活発化して、免疫力を高めます）など生活の知恵を生かし、自分の力で健康を守りましょう。

血管は、全身の細胞に栄養を運ぶ管です。その血管が老化すると血液の流れは悪くなり、栄養物はスムーズに運ばれず、当然、細胞の新陳代謝も悪化しますので内臓機能も衰えてきます。しっかりご飯を食べ、野菜・海藻・豆類などでカルシウムを摂取し、適度な運動を心がけましょう。私たちの体を支える骨も、使わなければ衰弱するのです。人間は規則正しい生活をすることが大事です。

加齢とともに衰える人間の体は、規則正しい食事をきちんととることで体を守り、代謝機能も活発に働いてくれます。体内に毒素をためないことが大切です。代謝を活発にする海藻類や、利尿作用があり、毒素・老廃物を排出してくれるきのこ類、食物繊維質が多く含まれている工夫をしましょう。**「五辛野菜」**（ノビル・ニンニク・ネギ・ニラ・ラッキョウ）は、畑の薬と言われていますが、昔から薬としても使われていました。どんどん活用しましょう。

果物では、メロン・パイナップル・桃・ナシ・ブドウ・リンゴ・ミカン・柿・イチゴ・レモン・ユズ・ビワ・梅・スイカ・イチジクなどの果物を食しましょう。整腸作用のある食物繊維を含み、老化を防ぎ、血管を柔軟に保つ果物を食べて、元気を回復しましょう。酸っぱさの元であるリンゴ酸、クエン酸の成分には、代謝機能を促進する働きがあり、疲労回復には糖分も含まれ効果的です。夏場の労働や冬場の風邪予防など、体調を崩さないためにも手軽に食べられる果物（ビタミンC）で、生活習慣病を寄せ付けない体を心がけましょう。

自分のたいせつな自由な時間を有効利用し、体と体液の浄化にとてもよい入浴法・温泉・岩盤浴などで、汗と一緒に体内の老廃物を出して、すっきりと心地よく、肌もツヤツヤに、体内のストレスを取り除き、健康になる目的のために自分自身で取り組むことも必要です。

私は温泉浴を利用します。温泉は最高の癒しのひとときです。友達同士でおしゃべりを楽しみながらお湯に入り、身体を休め最上のくつろぎを得ます。時間の流れはゆったり、ゆっくりで、のんびりくつろいで楽しい時間を過ごすことは、再び元気で働くための再生の場にもなっています。家庭のお風呂でも手軽にできる薬草風呂で、香りを楽しみながらリラックスしましょう。

キク科のハーブ　カモミールは、お風呂によい入浴剤です。乾燥させた100gぐらいを布袋に入れて使います。

香りを楽しむ菊花は、頭痛・いらいら・不眠症にも効果があります。クチナシの実・ヨモギ・青シソ・はっか草・ビワの葉・桃の葉・ベニバナの花びら・ラベンダー・大根葉・人参の葉・ミョウガの葉・ヤーコンの葉・セロリの葉・米糠などをよく天日干しする。

木綿袋に200gぐらいの目安で入れて湯舟に漬けます。夏場は重曹を使うと、肌がスベスベします。冬場は塩大さじ2杯ほどを加えますと、保温・保湿効果があり、湯冷めをしません。

米糠は、古くから美容・料理・肥料に利用されてきました。特に入浴剤として使い、お肌の洗浄効果もよく、古くから先人達の経験から、美肌によいとい

香り湯	保温の湯	美肌の湯
ミカンの皮、レモン、夏ミカン、ユズは無農薬のものを使用します。皮を細かく切って天日干しする。	食塩を湯呑一杯ほど入れます（荒塩）。 ステンレス風呂は腐食するから使えません。	重曹は大さじ2杯ほど入れます。

うことで米糠美人などと言われて利用されてきました。小糠や米のとぎ水は、肥料に使うという生活の知恵が昔は当たり前でした。

私の健康はご飯の力

私にとってヘルシー食「ご飯」は、正しい食生活と健康な体づくりに一番安全な私の生命を守る主食です。私の身体は、食べ物で病気に克つ力を養う生活リズムです。お水から炊くお米の効用はいろいろあります。昔から「おかゆ」は、風邪をひいた時や下痢・脱水状態の時の水分補給として、病気を重くしない安全食です。ご飯にも、高血圧症・糖尿病・貧血胃腸病の予防や改善法として、昔から、調理法を工夫したさまざまなご飯料理があります。栄養価を高め、おいしく食べるご飯の力で、毎日の食事は「栄養」のバランスもよく、健康で元気の源になる食べ物です。その日の天候と時節に応じた簡素な食事でも、手作りする心が伝わる、長い歴史が教える「日本の和食」ご飯中心の食卓で、私たちは、健康体と長寿を保つことができます。

私の身体は、不足すると要求サインを発信してくれます。とても便利な体です。サインに従って不足分を補うことで健康は守られます。おさない頃からご飯が好物であった私は、今でもご飯を多くたべます。おかずは旬の野菜が中心ですが、昔からの一汁三菜が基本です。ご飯には繊維質が少ない分、おかずから繊維質を含む栄養分を摂取できる食事を心がけます。ご飯中心の食事は、昔から良い血液の材料となる繊維質、粘液質の旬野菜・海藻・豆類の組み合わせで摂取します。先祖から伝わった相性のよい組み合わせと、体に必要な栄養素と食材の効果をたかめる日本の伝統食である和食のご飯は、どんなに食べても飽きず、満腹感のある、どのような料理にも合う、毎日の活力源です。

昔から、ご飯とサツマ芋・里芋・大根・人参・竹の子・ゴボウ・きのこ類・豆類の組み合わせは体に良いと言われてきました。ご飯は、内臓にやさしく、昔から食べ続けている一番の安全食です。日本人の体によい澱粉「米・麦・豆類・芋類」は、体が喜ぶ食材です。

昔のおやつとしても、子どもからお年寄りまで人気のある、五法の手作り「煮る・焼く・蒸す・茹でる・揚げる」の澱粉質のおやつは、現在でも喜ばれている手作りの家庭的な味です。体の機能的役割を守るためにもすぐれている安心で簡単なおやつで健康は守られます。

澱粉質のご飯は、どんな味にも相性がよく、和・洋・中の料理にも合い、私にとって、ご飯ほど贅沢なヘルシー食は他にありません。体調や気分に合わせて作れて、食べて健康になるご飯は、昔から、先人や両親が培った食材の効果をたかめる組み合わせができて、病気を寄せ付けない体にする、絶妙な効能をもつ食べ物といえましょう。

健康維持に必要な栄養素は、毎日の食事で摂取することの重要性を意識した日本の暮らし方は、毎日が思いやりに満たされた家庭生活になります。文化生活の現代ですが、お母さん次第で健康を思いやる心が伝わる大切な食べ物は、手作りすることが体への思いやりにつながります。

昔からの五味（すっぱい・にがい・あまい・からい・しおからい）の調和のとれた調理と旬の食材を活かせるのが、手作り料理＝バランス食です。味にも、私の体は、自然に要求サインを出します。苦いものが欲しくなったり、酸っぱいものがほしくなったり、たまには甘い物や塩辛いものなども、どれも上手に取れていれば、体の五臓「肺・心臓・肝臓・腎臓・脾臓」のバランスがとてもよいのです。それには昔から先人が食べ続けている食生活しかありません。

主食にする米・麦・そば・などをよく噛み、食べ過ぎないように腹八分で胃腸を健全にして、良い血液を造り、血液環境をよくし、身体を動かして、酸素を十分に取り入れ、消化吸収させ、不要物は排泄することが血液を浄化し、全身の細胞を正常にし、自然治癒力を強めます。

昔から「病は気から」の言葉があるように、「心」精神的ストレスから来る病気は心の働きが大きく、一番の妙薬は「愛」です。健康な心を持つ秘訣は友人・家族・趣味などで立ち直ることもありますが、本人の努力が何より大事です。自分をコントロールする術は、何事も前向きに考え、真実を知ることです。人間の体は、偏った食事、運動不足による筋肉・関節の狂いから不健康な体につながり、筋肉や関節のふつりあいが生じ、血の巡りが悪くなっていることが多く、食事習慣や運動不足を改めることが健康法のポイントです。

人間は動くもの「動物」ですから、動きが悪いことは健康ではないわけです。病気の時はどこかの関節が硬く、動きも悪く、弾力を失っています。どこの関節も、筋肉も、自由に動くように硬いところをほぐす必要があります。次に腹式呼吸をしましょう。深呼吸をすると、全身の血の巡りがよくなります。朝の体操や深呼吸・ストレッチ・ウォーキングは、健康な心を持つ秘訣です。血液中の毒素や老廃物を排泄して血液を浄化することが、完全に行われれば、身体は軽快です。

私達は、食事で砂糖と油の料理をとりすぎることが一番の太る原因です。太って便秘症の人は、腸が怠けているからです。穀類・豆類・芋類・野菜類・海藻を意識して取りましょう。粘液質の野菜であるオクラ・納豆・山芋・モロヘイヤ・ツルムラサキ・ジュンサイ・昆布・ワカメなどです。消化液の分泌をよくする働きと、中性脂肪を下げ、血液の流れを良くする効果があります。日本人の主食の「ご飯と焼き海苔」は、肥満に効く組み合わせです。

☆ご飯の力

ご飯は、人間の体の機能を働かす最高のエネルギーです。ご飯は私にとって、尊い命を守り続ける食の力「食べる宝石」主食です。お米は、日本人が古くから神様への供物に用いたり、お正月のしめ飾りの稲穂の玉飾りとして使われたり、長寿のお祝い事「米寿」の言葉にも使われ、人生の年輪を重ねられた多年の努力と大きな存在なる力には、健康であることの幸福があるように、黄金色の稲穂には、一粒の稲から八〇粒以上も実るすばらしくて強い自然の力に感謝しつついただきます。大切な食べ物です。昭和二〇年代の戦後の苦しいときを生き抜いた食糧難の時代から、大病もせずにこれまで生きてこられたことに感謝しつつ、先人の知恵を受け継いだ代々の言い伝えや風習、人生の教えには、とても理にかなった深い意味のある、生活に役立つことが数多くあります。規則正しい生活は、体の機能を整えてくれます。当たり前のことです。健康を支える一番の原動力はご飯です。新鮮な食材と五味五法のバランスに、母の手間（心）を加える食生活こそ、健康への秘訣ではないでしょうか。

昔の保存料は、塩・砂糖・酢・味噌・酒の自然なものです。

「五味」とは、甘い・苦い・酸っぱい・辛い・塩からい。

「五法」とは、蒸し・焼く・煮る・揚げる・茹でる。

「五感」とは、視覚・聴覚・臭覚・味覚・触覚。

昔からの言葉に「体で覚える」ことほど真実で正しい結果が生れる、といわれていますが、まことにもっともだと思われます。

ご飯には、満腹感があり、飽きないので、さまざまなご飯料理が工夫されました。昔から人気のある季節感に合った料理法、祭り事・お祝い事として作られたもの、利用範囲のある病人食・離乳食・

炊き込みご飯・混ぜご飯・おにぎり・お寿司・焼飯など、日本人が好んで食べてきたご飯のおいしさを見直して、毎日、しっかり食べましょう。

昔から、大豆や小豆が栽培されてきました。昔から小豆は、脚気の妙薬とされています。小豆は、赤飯・あんこ・汁粉などに使われます。私は、ぜんざいを季節を問わず楽しみます。小豆には、食物繊維が皮の部分に多く含まれています。小豆の効用を十分生かすには、汁ごと食べる方法です。昔から小正月（一月一五日）には、お腹に優しい小豆がゆを食べる習慣がありました。お正月のご馳走を食べすぎた胃をやさしく保ち、疲れた胃を休めることから生まれた生活の知恵です。小豆のビタミンB1は、太りすぎを防ぐのに有効です。

主食が白いご飯の時は、おかずに豆やきのこなどの繊維を多く含む食材のおかずを一緒にとる工夫をしましょう。昔から、家族の健康を守る慣わしでした。素材の持ち味を活かした料理で、活動的な生活を過ごしましょう。

人間は定温動物です。人間が生きてゆくに必要な体温を保つことです。皆さん、ご自分の体温をご存知ですか。健康な時の体温は、36度台に保たれております。この体温を保つために、人間は食事を取ります。低体温の方は、1度でも上げる工夫と努力が肝要です。

私達は、心身の良好と健康状態を保つために食べ物を食べます。食べ物は、体内で分解され、吸収されます。規則正しい食事であれば、正常に栄養が体の隅ずみまで行き届き、体はいつも活動的です。活動的な毎日のために、体が喜ぶ物を食べます。一番大切な脳を生き生きさせるご飯を食べて、内臓機能をしっかり働かせ、全身に血液が流れる円滑な働きのできる体にすることが健康を支えます。人間の体は、いつも絶えず栄養を補給し続けなければなりません。そのためにも、食事を抜くことは体にダメージを与えることになります。お腹がすかないほど多く食べることも、内臓に負担をかけることです。腹八分目を守りましょう。内臓に負担をかけないご飯は、体が喜び、内側（内臓機能）も、外側（活動的）も、いつも元気に正常にたもつことです。

先祖代々から受け継ぎ、食べ続けている日本人の食事は、お米から炭水化物をとり、大豆・魚・卵から動物性たんぱく質をとり、野菜・海藻・きのこ類からビタミン、ミネラル、繊維をとる栄養バランスのとれた献立でした。健康な体をつくり、体力を維持する、私達の体が喜ぶ食べ物は、両親の工夫と知恵を継承し、自らの実践で毎日の食事づくりに活用していくことが、本当の健康食といえましょう。白いご飯のメリットは、どんなに食べても、毎日・毎食食べても、飽きないことです。日本人が主食として、長い間、食べ続けてきたご飯です。ご飯は精白して食べることから、脚気や皮膚病、便秘などの病気を招くと言われ、玄米食に人気があります。でも、昔からの食べ方として、主食は毎食白いご飯です。小魚や海藻・ゴマ・豆類・野菜の食物繊維などを含むおかずと食べることで、昔から安心できる合理的な食べ方です。酢の物や果物の組み合わせなどでも不足分を補います。白米食では脚気になることから白米病といわれたものですが、現在は、白砂糖・白パン・インスタント食品など脚気食品がいっぱいです。自分の体です。ものごとに対して見きわめる力を養うことです。

☆お粥（重湯）はお米の力

おもゆは病人食や、食事が喉を通らない人の流動食として利用します。お水を多めにして、米をクツクツ煮込んだお粥（かゆ）の上澄み液、または、さらに水分の多いお粥のことです。

人間は体調をくずして食事が進まない時には、お粥・雑炊で、脱水状態に対して水分補給をし、体力回復につとめます。昔から病人には、お粥（重湯）・梅干・のり・佃煮と果物で栄養をつけようとしました。お粥（重湯）は、病気への効用もいろいろと多くて、現代でも風邪をひいた時などは、お粥が最高の食事です。体を温め、疲れた胃にやさしい、おじや、卵雑炊、カキ雑炊、小豆がゆ、にんにくがゆ、ニラ雑炊、茶がゆ、コーンがゆ、人参がゆ等、さまざまな種類を工夫できます。

かたよった食事は冷え症の原因に

昔から「冷えは万病のもと」といいます。血行を良くし、体を温め、血のめぐりを良くする「畑の薬」はラッキョウといわれ、どこの家でも作ったものです。ノビル・ニラ・ネギ（玉葱）・ラッキョウ・ニンニクは、五辛と呼ばれ栄養的にすぐれているといわれています。梅干も、生活習慣病予防には欠かせない主要な食べものです。冷え症対策として、運動や食生活・入浴・温泉・足湯・服薬などに気を配ると、身体の血流が十分に循環し、抹消血管まで行き届き、原因がわかれば改善できます。生野菜は、水分が多く体を冷やします。昔からの五法（蒸す・煮る・茹でる・焼く・揚げる）の調理を見直しましょう。

青魚や香味野菜・温野菜（加熱料理した物）などと鍋料理・シチュー・カレー等で体を温める工夫をしましょう。体が温かいことは、血流がよく、体温が保たれ、病気を寄せつけない体を備えます。体が軽やかで活動的になります。食生活が不規則な人ほど病気になりやすく、持病をもつものです。

香辛料は、体を温めますので利用すべきです。セロリのスープは、血液循環をよくする食べ物で、冷えの改善にとても効果があります。昔は、ニラ雑炊や梅干おかゆも、体の芯まで温め、血のめぐりをよくすることに利用しました。

冷え症で肥満タイプの体は、ご飯の量が少ないのです。煮野菜・小魚・海藻のおかずを工夫し、ご飯をしっかりとりましょう。体温が低いと、血液の流れが悪くなります。冬の寒い時期には、温泉やお湯につかり、体の芯から温まりましょう。食事でも、血行を促進する生活を心がけ、腹八分目を守ることです。

冷暖房の過剰・ダイエット・運動不足・寝不足・ストレスなどが冷え性の原因になるといわれています。冷たいものを飲む、生野菜の食べすぎ、ご飯が少ない、お腹が冷たい人は体調をくずしやすく不健康です。人間の体温は37度が平熱ですが、普通は36度台です。体温を温める生活習慣を心がけて、自分で健康になる力を引き出すことです。体を冷やす野菜は、地面より上で育つものです。

夏野菜は、体を守るために体を冷やしてくれる食べ物です。

◎地面より上で育つ野菜を茹でる時には、お湯が沸騰してから具を入れてゆがきます。もろこしは5分で

身体を冷やす食べ物	身体を温める食べ物	香味野菜
夏野菜です。生野菜、水、酢、牛乳、コーラ、ジュース、コーヒー、バナナ、メロン、柿、ミカン、リンゴなどの果物、生野菜には水分が多く、分量の割に栄養分の不足（食物繊維）がみられます。生の大根は体を冷やす働きがあります。魚や肉などと一緒にとりましょう。天ぷらの天つゆおろし、刺身のつま、サンマのおろしなどに。豆腐、大豆	冬野菜です。海藻類、豆類、干物、穀類、唐辛子、キムチ、ニンニク、ニラ、玉葱、青ネギ、根深、セリ、エビ、ゴマ、クルミ、アーモンド、落花生、くず湯、白湯、生姜湯、甘酒、ほうじ茶、番茶、鍋物、カレー、シチュー、肉、卵、煮サバ、マグロ煮、蒲焼など加熱調理したもの	ニンニク、ネギ、玉葱、生姜、セリ、パセリ、三ツ葉、ニラ、ノビル、ミョウガ、セロリ、青シソ、エシャレット、春菊

ゆであがります。

◎地面より下で育つ野菜は水から煮たり、茹でたりします。体を温める温野菜です。体を温める食材をとって、体の基礎力アップへつなげましょう。

◎冷え症で肥満タイプの体は、ご飯が少ないのです。（内臓機能がよわっているのです）

血行が悪くなると手足が冷え、筋肉に疲労物質がたまりやすくなります。きつい下着やガードルは、体をしめつけて、血行が悪くなります。食べ物では、血行を促進するビタミンEや血液を造る肉・魚・海藻料理とご飯をしっかりとります。体内の臓器が正常に働いてくれる食べ物は、「ご飯」です。

冷えが進行すると、肥満・むくみなどの不調の原因にもなります。ご飯中心の煮野菜・小魚・海藻・香辛料などの料理を工夫し、体を温め、腹八分目を守り、内臓を元気にすることです。胃腸の働きを活発にする。冷えやすい部分を見直して、重点的に温める方法をとることも解消法です。お風呂・温泉、また、マフラーで首の血管を温め、手袋をするなど、外からの守りも大切です。

胃の機能が低下する最大の原因は食習慣の乱れが多いので、今までの食事内容を見直して、改善することが第一です。消化しやすいものにするには、食生活をチェックすることからはじめます。

①規則正しく朝昼晩の食事をとります。

②季節の食材は栄養価が高く、体のために必要な食べ物です。

③手間を惜しまず、昔からの五法を最大限に生かす調整法が、体の健康を保つ秘訣です。

生鮮食品は、新鮮なほど栄養があり、身体が喜ぶ食材です。人間は幼い頃の食習慣と、本人の努力で健康は守られます。

私は胃を冷やさないように、両親から水も噛んで（口の中で温めて）飲む習慣を教えられました。

あまり冷えた水は体によくありません。私は自分の体温より少し低い温度の白湯を心がけて飲みます。これが私の体にとても良い水です。必要以上にとりすぎることは体によくありません。生野菜や水分のとりすぎで胃が冷えると、冷たい血液が全身を流れ冷え症となります。お腹がゴロゴロなったり、下痢する時は、温度が低く冷たいものです。お腹は冷やさないことです。寒い冬場に冷たい牛乳・ジュース・アイスクリーム・ビールの一気飲みなども同じことです。食べ物をただやたら取りさえすればよいわけではなく、消化する働きの大切さを知ることが健康につながります。

私はお腹に時々自分の両手を当ててチェックします。お腹のほうが温かく守られていることがよい状態です。手のほうが温かくお腹が冷たい人は要注意です。食事を改めましょう。自分の体は自分で守り、整える努力をすることです。胃が冷えると、腹筋が縮むために内臓を引っ張り、自律神経の働きが悪くなって病気が発症します。

また、甘い物のとりすぎからも体を冷やし、カルシュウム不足になり、病気に付け込まれやすい体になります。自分が怠けると、内臓も怠け者になります。毎食の食事は、よく噛み腹八分目を守り、胃腸を健全にして、良い血液を造り、血液循環をよくし、酸素を十分に取り入れ、体の不要物をしっかり排泄すること、血液中の毒素・老廃物を排便して血液を浄化するこのサイクルで、全身の細胞を正常にし、自然治癒力を強めましょう。実践することで健康は守られます。

昔から、先人の教えでお米・地野菜・海藻・豆類・きのこ類などの新鮮な食べ物は、血液をきれいにするものばかりです。

毎日同じものを食べないように料理の工夫をすることです。魚介類は、バラエティに富んでいる重宝な物です。肉食だけの偏食にならないように心がけましょう。規則正しい生活習慣を身につける常識的なことです。身体は互いに関連し合っています。一つ改めれば、自然によくなることにもつながります。原因になっているものを改めれば健康を取り戻すことでしょう。

①冷え症はご飯をしっかり食べない人がなりやすい。

②生野菜を食べる人は、必ず火を通した料理を工夫して一緒に食べることです。生野菜は水分が多く体を冷やします。

③野菜の食べすぎに気をつけましょう。

④味はだしと素材を活かして、うす味で香辛料を上手に使い分けましょう。

⑤温かいものは温かいうちに食べましょう。

⑥1日3度の食事をしっかり食べて、夜は、睡眠をしっかりとることです。朝起きた時に頭がポーッとしないために食事「ご飯」はしっかりとる。3度の食事をきちんと食べる人は、朝の目覚めがよいのです。体温を上げるためにも食事をきちんと食べて、夜はぐっすり眠ること。睡眠が浅く睡眠不足が続くと、免疫力が低下し、風邪をひきやすい体になります。

⑦地面より下で育つ野菜は、体を温める野菜です。煮たり茹でたり、鍋料理やシチューなどにすれば体を温めます。青魚や香味野菜も上手にとりましょう。

⑧季節の食材が一番身体に良い食品です。

⑨現代人の身体はミネラル不足ぎみが多い。

発酵食品や食物繊維は生きていくために必要です。疲れやすく、冷えやイライラなどの症状は、体がミネラル不足です。人間は体温が低いと、さまざまな病気を招きます。血液の流れが悪くなり、新陳代謝がにぶり、病気に対する抵抗力が低下し、体内環境が悪化し、便秘や下痢になりがちで、内臓の働きが弱まり、老化が早まるなどの悪循環になりがちです。食生活を改め、体温を上げるなどの改善が必要です。

冷え性は、身体的活動量が少なく、筋肉を鍛える運動をすることも解消の一つです。現代の便利社会で歩かない体は筋肉が減り、基礎代謝が低下し、体の冷え気味の人が多く、しかも食事は高脂肪・高たんぱく質の高エネルギーと、食べ過ぎ傾向で機能低下を招いたり、食べれば腸は常にフル回転で働かなければならず、疲れた腸は働きが弱まり、かえって腸を冷やすことにつながります。まず整腸、残留しがちな便を排泄し、大腸をきれいに掃除することが健康には第一です。

目標は、早寝・早起き・腹八分

健康をまもるためには、毎日の生活習慣がとても大事です。当たり前のことは誰でも理解しますが実行することは、なかなかできないものです。ご自分の体を生涯健康ですごそうとする人は、健康に良いといわれることを実行するものです。昔から、早起きは三文の徳といいます。早寝は十分な睡眠をとり、早起きは清潔な家庭に徳があるということです。腹八分は正しい食事の生活リズムを実践することは病知らずの健康につながる、毎日の暮らしの中から生まれた知恵です。毎日の洗顔や歯磨き、衣服の着替えは、一日のメリハリをつけます。心の働きが気持ちを新たにするのです。一日のリズムを作るスタートです。人間は生活サイクルが狂うと、体調も崩れます。不健康になるのも当然のことです。おさない頃から躾けられた言葉には、外から帰ったら、手を洗い、うがいもしなさい。食前の手洗いやトイレ後の手洗いは、人間生きている限り体を守る常識的なことです。

子どもの頃から両親の躾けは尊い教えとして、わが身を守る健康対策の基本です。親の言葉には、祖先からの言い伝えや長い時間に磨き上げられた生きた言葉として、人生の経験から生まれた意味のある、深い、心得ておきたい教えなのです。日常生活を楽しく、どのような時代にも生きていくべき知識や知恵を授けるのは、親の義務なのです。

私の実母は明治の母です。大正・昭和・平成と苦しい時代も生き、日本中が大変な時代も、子どもを守らねばと夢中で生き抜いたと言葉少なげに話します。毎日充実の日々を過ごす母は、自分のできることをするために自ら体を動かし、野菜づくりに精を出すことがとても楽しく落ち着くと話します。家族が支えてくれるから安心して、自分の体力範囲内のことを自由にすることで健康な体を守ることが母の秘訣であるようです。

自分の好きな野菜作りに満足感があり、やる気もでますと、日頃から、こまめに体を動かすことで自分の体調を知り、良い結果として、健やかな生活ができることは、自分の体を苦しめないことが健康につながる、三度の食事をおいしく食べられる幸福な毎日を過ごせば、全身が軽やかで安定すると言います。昔から病は気からといい、病気も気持ち次第でよくも悪くもなると自分をプラス思考に向け、感謝の心を持つことが体によい生き方を与えると、百年の人生にも皆の言葉に耳を傾け、もっと、老いる体でできることがあれば実行していると、健康な母の体もかわいい姿になりましたが、健康でいられることが一番の宝と満ち足りた表情で話す母に、その強い生き方に、私は自分を重ねる思いで聞き惚れていました。腹八分に病無し、腹も身の内、腹八分に医者要らずの教えを守り、時季のものを食べることで病気を寄せ付けない体になりますと、百年経っても守る母の健康への助言。頭脳も体も使わないとボロボロになり、人間はボーっとしていると、時間が多いほどボケが早く、老けるものです。

人間の体は使えば使うほど発見に気づき、心から悟る人間になり、生涯努力のできる人生の喜びを知る人間に育ちます。人間は老いても、小さな目標があるからコツコツと努力もできます。その努力がとても良い結果をあげた時の満足が自身に向きいっそう努力を生み、ますます成果を挙げようと脳を活発に働かせ、全身を使うので脳の血流がよく、おいしい甘い物を自然に体がほしがります。人間は疲れたときや頭脳を使いすぎたときには甘い物は効果的です。和菓子・あめ玉・砂糖湯などは、いざという時こそ体を守る重要な役目を果たします。

人間の体は、生きています。必要とされる能力をいつでも最大限に発揮する、活動的エネルギーを体内にいれることは、健康を保ち、よい仕事と、自分の体作りに十分な栄養補給をすることです。自分自身の健康は自ら考え、管理することは当たり前です。甘い物は、心身をともにリラックスさせてくれます。疲れをとり、体調をよくし、人間の体を動かす大切なスタミナ源をしっかり補給します。自分で気づかなければ発見も解決もないのです。人間の体も、無駄な食べ物を多くとることは、病気をつくるはじまりです。その分、お金もドンドン無駄に捨てているのです。

古来から食べ続けるご飯は、脳を活発にするエネルギー源です。お水で炊くお米を主役とした食事は、すばらしい力をもたらしてくれます。昔からの生活に、長く長く継承された身体に良い先祖の生きる糧とした、最大限の努力と工夫から生まれた和食の力こそ、後世まで引き継がれていく体が本能で求めている日本の伝統食です。食材の命を活かす心こそ、和食を食べる安心感であり、先人からの時代を超えた膨大な安心を積み重ねた尊い食の歴史です。人類の長い生活から伝承される大自然の恵みである旬の野菜を食べ、尊い命を守るという教えなのです。

長い間の工夫と知恵がいっぱい詰まっている伝統食と郷土料理には、昔から伝わる季節の移ろいと素朴な良さを深く味わう昔を思い蘇らせる懐かしさや、自分の心を動かす力がひそんでいます。飽食な現代社会では、栄養を取りすぎて健康を損なう方も多い、自分の身体の声に耳を傾け、充実した食生活を考える時代ではないでしょうか。人間の心が失われつつある現在です。幸せに生きる喜びの心で、少しでも体が喜ぶ料理を心がけ、日常生活に欠かせない食の大切さを見直す時期です。

健康寿命は食事から

規則正しい生活は、とても大切なことです。昔から早寝早起きは当たり前の生活でした。電気のない昔の生活は、朝から晩まで懸命に働き、自然とともに暮らす日々です。太陽が昇り始めた朝の光を一面に受けて、どこまでも見渡せる輝きを放つとき、それは「明るいうちに仕事をしなさい」と太陽が力を与えてくれること、夕日が西に傾くと「足もとが見えるうちに早く家にお帰り。今日一日働いた体を十分やすめ、明日に備えなさい」と励まされ、雨の降る日は「しっかり体の養生をして、今まで根（こん）を詰めて働いたご褒美（ほうび）として作物に水が恵まれるのです」という自然の力はありがたいと実母はいいます。一日の終わりに、今日も無事に暮らせたことに感謝すると話します。

太陽のごとく明るく懸命に生きる人間のパワーが、今日までの文化生活に発展させたことを痛切に感じます。時代の変化はあれども、母の生活は同じで、家族の健康は守られております。人間の体は理想的な生活をすることが一番の健康法です。昼はしっかり活動し、食事をとり、消化吸収し、睡眠時間を十分とって自然に目覚めるサイクルが一番よいのです。昔から「早起きは三文の徳」の言葉のように、祖先から長い間磨き上げられた教えと、役に立つ生活の知恵を知り、日常生活に十分生かし健康を維持する方向づけに役立て、気持ちを楽しみながら感じてほしいものです。

人間の健康体の体温は36〜37度がベストと聞きます。体温が低い方ほど血液の流れが悪く、大きなストレスがあったり、神経が過敏に緊張し、長期間続くと機能低下となり病気を発症しやすい体として異常をきたします。低体温は体内を酸化させ、老化を促進させ、新陳代謝が悪化しているので、病気に対する抵抗力が下がり、体内環境が悪化を招くという悪循環におちいります。このような状態にならないように、炭水化物（ご飯）中心の食事をしっかりとり、歩くことで筋肉を鍛え、健康維持機能を正常に保つことにつながります。

☆生活習慣を見直し改善を図る

私は、主人が連帯保証人として独断専行してしまい、あまりにも長い歳月、生き地獄の生活を強いられ、苦悩続きでどん底生活からはい上がるために、自分自身とのたたかいの日々でした。苦しみと悔やしまぎれの日々で、ボロボロに老化し、失望と脱力感ばかりが増し、放心状態でウツ病を発症し、家から離れ、不安からのがれようとする心の働きに最後の結論づけを下した私は、脳の働きを高めて、正常にすることから取り組み始めました。正しくご飯を食べ始め、代謝を上げる体力作りに臨み、新陳代謝をよりよく上げて一日のサイクルが正常になるようにと、ご飯を多く食べおかずを少なく食べることに心がけました。私流（古代式）のご飯と豆は、うずら豆・黒豆・小豆の生活に、睡眠時間をたっぷりとることで脳を大切に守って、脳の休息・回復につとめ、熟睡することで脳を活発に働かせて理解力・判断力・免疫力をアップさせる生活習慣を修得したのです。

体を動かし、正しい体づくり、正しい食事をとる生活の工夫に努めた私の体は、半年〜一年が過ぎた頃には、以前よりも健康になり、旬の野菜の力と発酵食品と海藻類と果物をバランスよく食べる食生活を確立しました。一番大切なのは腹八分目でした。先人の一汁一菜を基本に、食事を工夫することで元気になりました。

もしあなたが病気をかかえているとしたら、生活習慣の見直しをする時期です。毎日の食事の一日一日の実践を、何ヵ月、何年も続けることで、健康に大きな差となって現れます。

人間は体験すればするほど、に真実を見きわめる力を得られます。腹八分目を守ることが一番の健康法です。お腹がすかないのに食べることは、体を苦しめていることです。人間はお腹がすくから食事をとります。人間の体は、一定の年齢を過ぎた頃から、体の機能が徐々に衰えはじめます。全身の機能が衰えると、体にはさまざまな変調が表れます。老化の悪循環です。

運動不足や体力の低下からくる肥満、やる気がなくなり姿勢が悪く、体を動かすことがおっくうになると、外出も面倒と感じ、体は機能低下をどんどん速めます。人間の体は常に新陳代謝を繰り返し、新しい細胞が生まれ続けます。でも、老化の影響で新陳代謝が乱れると体は不調をきたします。ご飯は、病気を寄せ付けまいとする私にとって最高の食べ物です。どんなに強い重労働でも、ご飯の力で満足する私の体は、毎日がとても快適です。ご飯を食べると太る体になるという人は、献立のバランスがとれていないのです。緑黄色野菜・海藻・きのこ類の繊維質が不足しているのでしょう。ご飯をしっかり食べることで代謝機能も活発になります。お米は栄養もあり、先人が導いた尊い教えです。ご飯は山盛りに食べ、発酵食品を常に摂取し、自分で作る野菜の新鮮な力と体を動かす生活習慣によって健康は守られてきました。

☆しっかり噛んで腹8分目が健康体をつくる

人間の身体は、たんぱく質（魚介類・肉類・卵・豆製品）と脂肪（油脂類・乳製品）の多い食事では肥満になります。肥満は摂取カロリーが消費カロリーをオーバーしたときに、余ったエネルギー分が脂肪にかわることによって起こります。過食と運動不足による生活習慣が肥満を招きます。体脂肪が増えすぎると、生活習慣病を引き起こす原因につながります。何度も繰り返すように、食べすぎず腹八分目の食事をとることです。それには食べ物すべてをしっかり噛む習慣をつけることです。昔から噛むことで「あご」が発達し、健康で長生きできるといわれております。正常なあごの形は、「輪郭（輪郭）の整った形」、噛むことで筋肉がしっかりしてきます。

U形から現代に多いV三角のあご形に変わってきているのは、固い物を噛むことが少なくなって、柔らかい食事をとることが多くなったので、あごの筋肉等が発達できていないからと教わったものです。健康状態を見抜く力が体の外見にも表われていることを、昔の人はしっかり視ていたのです。

内臓が衰える食べ物を食べ続けると肥満の元です。口あたりのよい舌ざわりのなめらかな食品ほど胃の消化作用を怠けさせる原因になります。皆さんも十分ご存知のとおり、病人は、消化の負担を軽くするために粥などの流動食をとり、消化器官を正常に回復させるのです。健常者ならば、自分の食べ物（食事）は自分の歯でしっかり噛み、胃と腸で消化吸収できる体にすることです。自分が怠けると身体の中も怠けるものです。

☆脳の働きを活発に、地産地消の新鮮な食材で健康を守る

肥満・不健康・老化が襲うことは、代謝機能を低下させる食事をとり、身体に負担をかけすぎたた

めです。今までの食生活を直し、改めましょう。長い間、自分のために働き続けた（悪条件にもかかわらず）からだの機能にも応えてやるべき時期です。

それには、活発な脳の働きをつくることです。脳がしっかり働くことは、脳からの命令で体が回転することです。脳は使えば鍛えられます。使わなければ衰えます。生理的な物忘れの予防のためには、積極的に生活を楽しみ、頭を使うことが大切です。人間は実際、何らかの症状が現れないと実感がわきにくいものです。痛みが現われる前に、自分の体の変化を見つめ直したいものです。毎日の生活の中には、小さな原因が次々とトラブルを起こし、心身の異常を発症させる芽となります。

日々の暮らしを大切に、昔ながらの食生活「地産地消」を重んじて、自分の住んでいる土地で季節にとれる自然のものを食べることがその人の体にとって、一番良い食べものです。明治の両親は、畑で汗を流す人間になる生活を私に教えました。そのお陰で、健康を守られることが現在も続いています。日本人が、古来から食べ続けている、どんなに食べても飽きのこない「ご飯」を中心に、野菜中心の食生活は、四季折々の栄養満点な食材を使用した、素材の新鮮さが尊重された食卓です。先祖代々のわが家の食卓は、毎年繰り返される手作りの料理で占められています。人間が元気で活動するための丈夫な体作りには、ご飯中心の食物繊維を多く含む海藻・小魚、旬野菜は欠かせません。昔から畑で収穫したものばかりです。

☆ゴマの特色・効能

特にゴマは、古くから重要な栄養源として使われてきました。「開けゴマ」と口ずさむほど体にとってすぐれた栄養価のゴマは、現代では生活習慣病予防の食材として見直される健康食品です。

ゴマは、和洋中ベーカリーのどんな料理にもなじみ、現代の料理の調味料として役立っています。小さな一粒からたくさんの粒が収穫され、脂肪や糖質、カルシウムが豊富で、香りも高く、とても重宝なものです。ゴマは、血管の若さを保ち、ボケ防止・老化防止に役立ち、コレステロールを低下させ、また血管を維持するなどの大きな役割を果たします。ゴマは私にとって体の潤滑油であり、身体の強壮剤（元気の元）です。古くから食べる薬として歴史の深いゴマは、毎日、食卓に並びました。

頭脳が冴える生活をこころみることです。朝の新鮮な深呼吸は、脳細胞を活気づけます。脳の血流をよくするためには、軽い運動を毎日続けることが必要です。脳血管の若々しさをたもつためには、食塩や脂肪のとりすぎに要注意です。魚類の背黒の脂（あぶら）は、脳の働きを活性化させ、身体機能も高める理想的な脂です。脳の血行がわるくなると疲れが出ます。日常にちょっとした刺激や緊張感をもち、心にハリをもたせる工夫を心がけ、老いるほどに自分の時間を有効利用して、脳血管をしなやかに保つ工夫をしましょう。

人間は食べたら動くことです。老いても自分の心を生かす力をもつことです。自分の大切な生きる道は、自分の力で求めます。何事も生きている限り踏み出す勇気は本人の努力から生まれます。人間には自分の体を自然に回復させようとする力があります。全身の細胞を正常にして自然治癒力を強めることです。ご自分の力でご自分の体に合った正しい治療法を心がけ、病を克服することが肝要です。

☆健康と食事

今日まで培った食の知識は、自分で守る体全体の観察と突然の事故・災害の事態を防ぐために、日頃の生活習慣から考え、何度も何度も繰り返し見直して改善を実行することで納得できる生き方にたどり着くことができました。些細なことからすばらしい健康体を守る信念に貫かれた実践的な生き方は、幼い頃から自然環境とのつながりが深く、食を生み出す農作業の重要性と、自らの力で健全な食生活を営むことを守る努力から実感する生きる力を養い、少しでも自然の中で生きる術を学びとり、命の重みを知ることです。

たった一度の人生を有意義に過ごすためにも、自立した生活が送れる健康に生き抜くための自分に本当に必要な生き方を守り育む力を肌で感じる自然の営みに目をむけ、人間本来の力を高めることです。病気を寄せつけない健康な体を守るために、全身を活動的に生かす効果的な方法が望まれる現代です。

適度な運動を継続することは、健康体を守ることにつながります。運動によって、内耳（平衡感覚器）、自律神経（立ちくらみやふらつき）、脳循環（めまい発作）が丈夫になります。自分のペースで自ら健康になろうとする力を引き出し、生活習慣として続けることです。人間はおいしいご馳走は、どうしてもたくさん食べてしまいがちです。「食べたら消費」で体が軽くなるまで体を動かすことです。体を動かす知識を身につけ、自分の体は自分で守る心が必要です。

昔から「類を以って類を補う」といわれ、先人の知恵を日本の高齢者社会の現在に生きている図書館として、頭脳に詰め込まれている知恵や知識を存分に活かす生活へ食文化を忠実に守る体と心の健康こそ、自然の摂理にかなったことなのです。義務と責任で子どもを育て、社会で仕事を全うして、老いることは、これまでに培ってきた経験が知恵となりすばらしい力となって体の動く機能を最後まで使う人間の生き方の健康術を学ぶことです。老いる体に輝きのある人生の工夫と、人間に必要なものとは何か、体と心の健康のつながりを先人（両親）が支えてきた、生き抜く力には「戦前戦後の苦難の中」を生き抜いてこられたお年寄りの基礎から学ぶ食文化にもっともっと関心を持ち、苦しい時期ほど一人でも心の痛みが分かち合える人間に生きてほしいと望む限りです。

昔からの豆知識

◎梅干のクエン酸が消化器官を刺激し、消化液の分泌を活発にします。朝の熱いお茶に小さい梅干を入れて飲みます。昔からの健康法です。私は完熟酢を作ります。梅から作るドレッシングやジャム、ジュースに利用します。ペースト状ですのでとても便利です。

◎牛乳コップ一杯に抹茶を茶さじ2杯くらいとハチミツまたは砂糖を好みで加えて混ぜます。抹茶が牛乳の匂いを消し、飲みやすいこととビタミンAとカルシウムが上手にとれます。目・肌の健康を保ち、風邪にも効く簡単な飲み物です。

◎疲れがひどい時や二日酔いの朝には、梅干番茶が効きます。昔から梅干を番茶で飲むと胃をすっきりさせるという言い伝えがあります。

◎牛乳、お茶、水を飲む時に昔の人は、かみしめるように飲みなさいといいました。それには、飲む時は、ゆっくり少しずつ口に含み、噛むようにして唾液の働きと、味を楽しみながら飲むことがお腹にやさしい飲み方です。一気に飲みほす悪い習慣をつけないためと、体の状態を考えた親の躾けです。体を守る知恵なのです。

◎番茶やほうじ茶は胃にやさしく子ども、老人、病人にも好まれます。番茶、ほうじ茶には、血管を強化する作用があります。私達の義務教育の時代には、学校のお弁当時間には、必ず当番がお茶を配ったものです。昔の先生や両親の考えから子ども達の体を考え丈夫な体にとの願いが番茶でした。お茶が好きな生徒はがぶがぶ飲んだものです。飲んで新陳代謝を活発にしましょう。体に入った水は2~3時間で尿や汗となって排出されます。

◎豚肉と相性のよい甘みと旨みのある玉葱を合わせることです。深みを出す長ネギと生姜で風味をよく仕上げます。

◎チリメンジャコに酢を少しからめて味噌とあえます。すぐ食べられます。

◎チリメンジャコと玉葱とニラの卵とじも簡単です。

◎チリメンジャコのお好み焼き、キャベツと玉葱を混ぜてつくります。

◎チリメンジャコとパセリ・ネギ・ニラのオムレツも人気があります。

◎酒は肉をやわらかくする働きがあります。肉・魚の生ぐさみを消します。煮物をする時には、最初に酒を入れてこくをだします。

サバの塩焼きのときには、酒に少しつけておくとふっくら焼きあがります。

◎揚げ物はなるべく衣を薄くして揚げるとおいしいです。……が焼き肉、焼き魚の料理にする工夫が理想です。

◎揚げ物料理にキャベツの千切りをつけ合せる。トマト・レモン・サラダ・酢の物・みかん等は、胃の負担を和らげ消化を助けます。酸味のある果物には、味をよくし、油の消化を助け、肝臓の負担も補うのです。上手く利用しましょう。

◎天ぷらの時の大根おろしの天つゆもたっぷり使います。消化酵素（ジアスターゼ）が多いため消化促進にとてもよい役目をします。

◎サンマやサバの焼き魚に添える大根おろしは、魚の油の分解を助け、胃の負担を和らげ消化を助けます。
◎大根と人参の紅白なます料理の酢は、野菜の栄養分を効果よく消化吸収することに役立ちます。
◎大根は、胸やけ、食べ過ぎ（消化不良）、二日酔いに効果があります。大根おろし、大根葉の青汁ジュースは消化不良の解消に効果があります。
◎大根おろしにハチミツを加えて飲めばのどの痛みに効きます。
◎ゴマとハチミツのトッピングはとても重宝です。
◎お米（古米）１合に酒大さじ１杯をいれて炊くと、古米臭が消える。
◎夏場のご飯には三合の米に酢小さじ一杯を入れて炊くと日持ちします。
◎人間はよく噛むほど消化が助けられ、腸への吸収がよくなり、よく噛むことは神経を落ちつかせ、満腹感を味わえます。人間は唾液の分泌量が多いほうがよいのです。（緊張すると口の中がねばり、話しにくくなります。）
◎昔から漬け物は、お茶受け、お酒のお摘み、スタミナ漬けとして祭事、行事、会合等にとても重宝しました。糠漬、らっきょう漬、白菜漬、たくあん漬、あまず漬、粕漬、野沢菜漬、松前漬、キムチ漬、みそ漬、などです。保存食として現在も守っている家庭も多いものです。
◎小豆は赤飯、お汁粉、あんこなどにむかしから使われています。栄養のバランスのよい組み合わせです。小豆はでんぷんの消化分解にかかせないものです。豆類は皮、汁まで使うことに効果があります。
◎朝のお茶を飲むといい日が無事にすごせるという話があります。昔の人は朝茶を飲んで頭をすっきりさせ、お茶の成分のフッ素が虫歯を予防することを知っていたのです。

お菓子とお茶は価値のあるものとみなされていたのです。

◎お酒を飲んだ後に熱い味噌汁を飲むことは合理的な生活の知恵です。味噌には解毒作用があります。私は沖縄の風習にとても感心させられます。それは、慶祝行事には、必ず食膳を摂ってから、お酒を飲むことです。体を労（いた）わる大切さの表れです。日本一の長寿県は沖縄県です。喜ばしいことは見習いたいものです。

◎梅干は暑さ・寒さを乗り切る妙薬です。梅酢はお腹の調子には大変よくきく特効薬です。

古い梅干漬け、梅をつぶして調味料に使います。

◎二日酔いに梅干茶漬けが食べたいことは、飲みすぎからくる利尿が過剰になり、脱水・脱塩状態になり（ミネラル不足）、梅干からの塩分補給で食欲を回復させます。

◎白いご飯に漬け物は健康維持にたいへん良いのです。昔は人力労働が多く、一汁一菜が健康をささえた生活の知恵のバランス食でした。

ご飯は多く、味噌汁の発酵食品と漬け物の繊維質は戦後の復興に役立った家庭の味に、自分の頭で考え、季節の材料で代々の秘法として、おいしい漬け物をつくり、健康的な生活を続けることで気力・体力が充実した食卓を守り続けた「おふくろの味」でした。

時間をおく漬け物は発酵食品で腸を守る主役でありました。

◎紫玉葱のスライスともろこしを一緒に食べると、頭がすっきりします。また香味野菜を一緒にとるとさっぱりします。

◎ネギ・ニラ・ニンニク・玉葱・ノビルには血行をよくし、発汗・利尿作用があり、水分の排泄を促して、水太りを解消してくれます。

◎ウナギと梅干はバランスのよい組み合わせです。うなぎのたんぱく質と脂肪を梅のクエン酸（有機酸）が薬効を発揮し消化します。

◎肉食の多い時はセロリ・キュウリ・トマト・キャベツ・レタス・ピーマン・人参・らっきょう漬け・酢の物・海藻サラダ・果物等を一緒に食べて、胃の正常化を図りましょう。

◎肉は柔らかくジュウーシーに仕上げるには、ハチミツを使うと肉汁を閉じ込めます。

◎ハチミツは身体にやさしい天然甘味料です。冬は身体がほしがる栄養がいっぱいですので大いに活用法を工夫しましょう。

◎魚を煮る時はハチミツを加えると魚の臭みをおさえます。

◎黒豆を煮る時の最後にハチミツを加えます。ツヤと味を増し、皮にハリがありきれいに仕上がります。消化をよくしてくれます。

◎カレーの出来上がりにハチミツを加えると、冷めても固くならずにすみます。

◎お酢とハチミツ各小さじ2杯をコップに入れて水をくわえて飲むと健康維持に役立ちます。昔から健康によいとは

①に果物

②に黒砂糖

③に酢と、昔からの言い伝えがあります。

◎お酢とニンニクは元気とスタミナの元です。昔からの伝統食材です。寒い時期や暑い夏場をのりきり、体を守りました。

◎ヨーグルトとハチミツは弱った胃腸に良い食べ物です。

◎人参ジュース：人参とりんご各200gを適当に切り具がかぶるくらい水を入れて煮ます。柔らかくなったらミキサーにかけます。好みでハチミツを加えます。お湯を足して飲むと強壮剤にもなり、健康美としての効果もあります。

◎セロリジュース：人参、セロリ、りんご各200gを全部適当に切って煮ます。ミキサーにそのままかけます。ハチミツは各自の好みに合わせて入れます。体力減退に効果があります。私はセロリを作っていますので、体力回復剤として飲みます。

◎料理にハチミツを使う時の目安は、砂糖大さじ二杯がハチミツ大さじ一杯に相当します。

◎牛乳にハチミツ大さじ一杯を加えて飲みますと消化を良くし、栄養価を相乗させる、お年寄りやお子様にも人気の飲み物です。

ハチミツは直ちに吸収される甘味料です。少量でよいので寒い冬場には、大いに利用しましょう。私も梅漬・ニンニク漬・レモン漬・ユズ漬にハチミツ漬を作り高級ビタミン剤よりもすぐれた飲み物に感謝しております。ハチミツの家庭薬は副作用のない安心で簡単な飲み物です。寒さで体がダルイ時や寒気がするときは生姜の一片をすりおろし、熱湯とハチミツを加えて飲みます。口の中が楽になり、のどもやわらぎ体も温たまります。くず湯も胃腸の調子を整えます。

◎ハチミツは焼き色を出し、ファファ感のやわらかさを出し、ツヤが出る用法があり、お菓子作りにも工夫次第で健康にプラスしましょう。

◎人間の体がかゆくなることは、

①脂肪と水分の潤いが保たれていればよい。

②ビタミンB2不足からくるかゆみもあります。皮膚や粘膜のかゆみがでます。牛乳・卵、肉類、特にレバーにビタミンB2が多い。納豆・焼のり・チーズ・小松菜・ホウレンソウに含まれています。
③肝臓が弱いと皮膚がかゆくなるといいます。
④体の毒消し作用が不十分である時も体がかゆくなります。
夏が旬の青しその葉、穂しそ、実にも全部効果があります。青しその佃煮を作り、保存もできます。（別紙へ）
◎昔からの梅干漬はかゆみに効果的です。
◎私はクエン酸を水で溶きガーゼに含ませて思いきりかくとすっきりします。
◎私は、うがいもクエン酸でしますとサッパリします。

※青シソのつくだ煮作り

①青シソ葉は多いほどよい。きれいに洗い水気をとる。細かくきざむ。
②味付けは、砂糖・だし汁・味噌・七味辛子・ゴマで煮含めます。自分の家の味でよい。最後にハチミツを加えます。青シソは昔から健康を維持する効果に利用してきました。

一．身体を冷やす食べ物

夏野菜です。生野菜、水、酢、牛乳、コーラ、ジュース、コーヒー、バナナ、メロン、柿、みかん、りんごなどの果物、生野菜には水分が多く、分量の割に栄養分の不足（食物繊維）がみられます。生の大根は体を冷やす働きがあります。魚や肉など一緒にとりましょう。天ぷらの天つゆおろし、刺身のつま、サンマのおろしなど。

一．身体を温める食べ物

冬野菜です。海藻類、豆類、干物、穀類、唐辛子、キムチ、ニンニク、ニラ、玉葱、青ネギ、根深、セリ、エビ、ゴマ、クルミ、アーモンド、落花生、くず湯、白湯、生姜湯、甘酒、ほうじ茶、番茶、鍋物、カレー、シチュー、肉、卵、煮サバ、マグロ煮、蒲焼など、加熱調理したもの。

一．香味　ニンニク、ネギ、玉葱、生姜、セリ、パセリ、しそ葉、にら、ノビル、みょうが、セロリ、エシャレット、春菊

第3章　自然に生きよう

自然に生きる

人間はご高齢になるほど表情豊かで、身振りや話し方、気持ちも穏やかな人柄になります。気持ちが若く楽しく努力をする人は、脳も活動し、刺激され、脳の活性が促され、若さが保たれます。昔の諺にも「笑う所に福来る」といわれているように、笑いは人の薬ともいわれるほどに、笑いは生理的にすばらしい効果があります。笑うことで細胞が活性化され、免疫力を高めます。笑うことで元気が出るのです。笑った時は、知らずに腹式呼吸をしています。明るく楽しい心の持ち方が自然に呼吸を正し、血液を浄化することになります。笑いは、健康な心を持つ秘訣でもあります。

人間は、自分の欠点を素直に受け入れることができる人は愛されます。孤独な心をもった人、傲慢な人は、身勝手な利己の心で世間を見て非難をします。憎しみが強く、良き友人はいなくて、いっそう悲観的になり、心も体も重圧感に責められ、自分をコントロールする力をなくし、方向転換ができずに常に興奮状態で、心のもやもやから抜け出せずに、心の働きが病気の原因になります。

そんなあらゆる悲観的な心理や精神的ストレスを、思い切って打ち破る行動へ、楽しさの方向に、自分を向けて、いろいろな角度から取り組むことが必要です。人の声によく耳を傾けて聞くこと、感謝の気持ちを素直に受け入れる人間は、脳がいつも活動的です。頭を使い体も使い身も心も十分受け入れる人間は、脳がいつも活動的です。若く楽しい努力をしている人ほど、自然に正しい見方ができるものです。全身の機能もしっかり働いている証拠です。

人間は心の力（真実）が弱いと、過ちをおかすものです。守るか守らないかは本人次第です。心の深さと言葉に重みのある人ほど努力と実行がともない、心身ともに満ちた生活が続いて尊い命を生かし続けます。相手に喜んでもらえ、人の心を喜ばす心から出る言葉を使い、心と心で言葉の扉を開けられれば、自然な語らいができるでしょう。上に立つ人「親・先生・役員・先輩」ほど学問と人格が備わり、小さなことでも実践する重要な人ほど、積極的な発言と判断で相手が喜ぶことをするものです。行動力のある人でなくてはなりません。何事にも細やかな配慮が発揮できる力と気配りと、しっかりした「真実」からの即答は、健康体だからできます。正しい見方のできる人間は尊敬されます。

昔の諺に「嘘は盗みの始まり」とあり、世の中で嘘をつくほど悲しいことはないのです。また、仕事のない場合の淋しいことも同様です。楽しく立派なことは、生涯、仕事に従事できることです。人生は、心の年輪を刻むものです。行動力・理解力、広い知識と豊かな心で自分をきたえ、知識欲や道徳心のある生き方をする人は、不思議とその人の真の値打ちが表れると申します。老いるほどに努力のできるお人は、生涯、自分と周囲の方を守る力を発揮し、ものごとの考え方もしっかり身につき、よりよく生きようとする志があります。人間は惜しみなくお金を使い楽しく、喜びの生活はボケ防止となり、正しい食生活は命の薬になります。実行するからわかります。実行しない人にはわからないものです。

☆自分の身体を守れる人間になる

昔から、体によいものを食べる習慣、四季の料理を作る調理方法の基本が受け継がれてきました。体験から学んだ命の尊さを知り、健康への意識を高めてきた食生活の料理のコツは、母の力・おふくろの味です。日々の健康を支えて手間を惜しまない手作りは、最大のご馳走でした。日常生活に欠かせない食事を作る基本的な作法として見守られてきました。

五味の味つけと、五法の調理の仕方で、五色のバランスのよい食材の組み合わせは、身体の五感の機能を使って食材の命を活かす心がけと、素材の味を大切にする生活の知恵が加わった調理は、自然との共存から守られてきました。生活の基本を身につける生活リズムは、最も安心と信頼のおける両親の愛情（躾）教育から芽生えます。どのような変化にも屈せず生きがいのある人生を送ることは、健康を守る教えです。先人（両親）の深い知恵とすぐれた知性から生み出された食生活こそ、健康に対する原点です。

自分の住んでいる土地に近い範囲で季節にとれる自然のものが、その人の体にとって一番適した食べ物です。病気を治すのも、食事をするのも、生命を養い健康を保つためです。食べ物を摂る習慣と睡眠は、生活の基本です。私たちが生きること、その生き方を教える当たり前のことです。自らの生活習慣を見直し改善することは本人の努めです。これからの健康づくりは、自然の恵みを受けて自ら守る養生法と、おいしい料理を食す食養生で自ら治す健康教育への取り組み方も、大事ではないでしょうか。

①あなたは人の心に感動を与えることがありますか。
②あなたの贅沢とは何ですか。
③あなたは今誇りを持って働いていますか。
④あなたはよく笑い、明るく過ごしていますか。
⑤あなたは生きるための知恵を活かしていますか。
⑥あなたは自分の才能を発揮できる人間ですか。

⑦あなたの魅力や憧れは何ですか。
⑧あなたは毎日弾んでいますか。
⑨あなたの好きな言葉は何ですか。
⑩あなたの健康づくりとは何ですか。
⑪あなたは大地を踏む力を身につけている人間ですか。
⑫あなたが夢中になることは何ですか。
⑬あなたは恩返しのできる人間として生きていますか。
⑭あなたの心の支えとは何ですか。
⑮あなたは貧乏に耐える力を養える人間ですか。

これらは、毎日の生活と暮らしの知識と深い知恵を身につける人生の自覚される思想と作法見方や考え方から、実践することで正しい意味を得るものです。それには「食」という、生活のある大切さがよく分かることでしょう。自分自身の体で働く（技）こそ、自分を活かせる人間になる作法を身につけ、心身をきたえ、体の調整と安定を図り、自分を守れる人間になるように努めることです。

一日に三度の食事は、体の健康を保つ良薬としていただくことです。人間が健康を保てない因縁とはなんでしょうか。

①季節に逆らった食物を食べるとき、高栄養食ばかり食べていると排泄物のカサがすくなくなり大腸は輸送する活動を怠けはじめます。
②前の食事がまだ消化しきれないのにさらに食事をとるとき。腹八分目が守れません。
③自然に逆らうとき。大小便を我慢する。ゲップやオナラをこらえる。

④不正を働くとき。飲酒、暴食、嘘をつく、慎みがない。
⑤善良な人間になれないとき。「善、巧、徳」（いいこと、仕事、正しい心、能力）

人間は長い人生のなかで守る基本姿勢が大切ですが、現代の食文化における飽食から心身のバランスを崩して、正常な生活習慣の行為ができない体を作ってしまう人が多く、成人病を招いています。日頃の生活を、目標のない怠惰なくらしで「怠けもの人間」にならないことです。自分の一生を守るものは日々の食事です。昔から薬よりも養生といいます。

「一に看病・二に薬膳」、予防にまさる治療はなしと言われることは、正しい節度のある姿勢を示す人間として当たり前のことです。

古来からの教訓、当たり前のことができないところに病気が起こり、当たり前のことを自然に行うところに健康があるのです。人間は、食べることで生きられる体をつくります。減食したり、とりすぎの過食によって調和の乱れが生じることが原因です。人間は減食すれば空腹に耐え切れず体を弱らせる傾向があり、過食も満腹すぎて体を重くし、自由をさまたげ支障をきたすことになります。

先人は、心身の働きを自由に活かすことができるお手本でした。
日本人の和食は、私たちの心と健康を支えるすばらしい食事です。
○ご飯＋汁＝一汁一菜。昔からの食事の基本形式。
○ご飯＋汁＋煮物＝一汁二菜。
○ご飯＋汁＋煮物＋焼物＝一汁三菜。
日本人の食事で使用する「箸」は、古代から使われてきました。箸を使うには、指先の器用さが求められます。四季折々の繊細な食材や魚・貝をさいて食べ、豆などの小さい物をつまみ、ご飯などの粘り気のあるものをまとめ、豆腐やお麩などをちぎり、汁物の具をとり、お惣菜をつかむなどといった細かい機能を思いのままに使いこなします。先の細い箸を使う日本人は、器用と繊細さによって、さまざまな伝統文化を形成してきました。人間は、生涯箸を使い、制限されない食事をいただく生活が一番幸福ではないでしょうか。

人間は、歳をとっても学ぶことが多々あります。怠け者にならない人間として生活することです。怠け者とは遊んでばかりいて、疲れるほどには仕事をしない、人間としての努力の必要がないことです。人間は生きている限り自分に合った役割があるものです。現代の飽食文化の時代に、日本人の見失った「食」への心と自分の心をしっかりみつめることから実践し、心を磨き、惜しみない努力によって自分を守れる心を強めることです。自分の体は自分で守るしかありません。

中高年を中心に健康への不安を抱える人がとても多い。でも、なるべく子どもに負担をかけたくないと口ずさみます。人間の場合、何事も時期がきたから突然あらわれるものではなく、日頃から積み重ねたうえで成り立つものです。老いる年齢になるほど、自分も相手（子ども）も満たされる安心感は家族愛です。どのような時にも、家族とともに歩んだ時間の大切さを思うから見守ってくれます。

私は、日頃の生活習慣が一番大切だと自らの体で実行して、体が喜ぶものを摂取することに専念してきました。些細なことから、すばらしい健康体という財産を身につけ、還暦の大きな節目からはさらなるいっそうの輝きに臨もうと目指すことにしました。人間の生きるための食事こそ、昔からの「未病を治す」生命の薬であるという心構えを大切に、両親（先祖代々）の経験と知恵（古くからの土地の習わし）を念頭に、食べ物の尊い知恵と奥深さを秘めた自然の環境に育つ四季折々の食事は、健康を支える生きるための万能薬です。

自分で実践する、ひたむきな一日一日から出来上がっていった健康法は、昔からの習うより慣れよの精神を生活に活かす実践がともなうことと、自分の目に触れ耳に聞こえるすべてが生きる知恵でした。正しい教えは、自分で常に実行するから真実が求められ、役立ちます。工夫に工夫を重ね、必死の努力によって、私の体は内臓も働き者にする心の眼を開く、私なりの理想的な養生法で健康な体を守り、現在も活動的です。

目的が目標を生み、努力から満足が得られます。生活の質と予防こそ、日々の尊い暮らしで積み重ねていく工夫と創意と努力です。時季の変化に応じた新鮮な季節の素材を活かした、母の手間で創られた最高のご馳走に、温かく見守られます。生きるための食事をとる基本的な生活習慣に養われます。

私の体は、不足すると要求サインを出してくれます。人間には、自分の体を自然に回復させようとする力があります。全身の細胞を正常にして、自然治癒力を強める体になるようにつとめ、自分の体をよく知り、自分で整えることを心がけることが先決です。昔から、快食・快動・快眠・快便の繰り返す生活習慣が正常な体を守ります。

人間は、必要量の栄養をとれば十分健康は維持できます。古くから「食べ物が血となり肉となる」と、両親からは口から入る食べ物ほど力がつくものはない、食事は残さずしっかり食べなさいの躾でした。人間は、良い習慣を積み重ねた体は、病気を寄せつけないものです。

「人は血管とともにに老いる」の言葉がありますが、若くても、好き嫌いのある食生活では体のヒズミが現れます。人間の体は、毎日の積み重ねによって守られます。不摂生な生活が重なると、健康な血液が流れにくくなります。塩っぱい生活は、血管をむくませます。コレステロール（肉類・乳製品）の多い食事、脂肪のとりすぎからどきどき状態（粘り気のある血液）が長く続くと、血管を傷つけます。肥満（エネルギーのとりすぎ）は、心臓を苦しめます。血管のためには、いつもしなやかで体の隅ずみまでサラサラ流れる、血液循環のよい食材を心がけてとりましょう。食べ過ぎないように、よく噛み、主食の米・麦・そばなどで胃腸を健全にして、良い血液を造り、血液循環をよくし、酸素（空気）を十分取り入れ、排便を完全に行うサイクルです。

野菜・海藻には、血管や心臓に良い栄養が豊富です。食物繊維には、コレステロールや脂肪の多い血液になることを防ぐ働きがあります。果物の酸味は、血管が詰まる障害を防ぎ、活性酸素の発生を防ぎ、中性脂肪を減少させる効果があります。食物繊維や酵素が豊富な旬の果物をとりましょう。

寒い時期は、脂肪をどうしても多めにとります。食物繊維たっぷりの野菜やきのこ類・海藻類と、ビタミンCが豊富なリンゴ・ミカン・イチゴ・キウイ・干柿・レモン・キンカンなど、自分なりに新鮮で、なるべく住居の近くで採れたものを食して、健康な血液になる食生活にトライし、不健康な食生活に対する自分の解消法を見つけることです。「もう歳だから少々不十分でも」なんてあきらめずに自分の体は、いつも若々しくきびきびと行動的で、元気な毎日をすごすことが健康につながります。

人間の体は運動をしたり、身体を動かすと、体がポカポカ温かくなります。食べものを燃やす力（体の燃焼）を出す体です。内臓機能が健康で、しっかり元気に働いてくれている体は、どんなに食べても太らないといいます。消化もよく体が軽く、活動的な体にするには、ご飯をしっかり食べて脳を活性化させ、三度の食事をしっかり食べて、体に不要なものは排泄することが毎日の健康サイクルです。口から入った食べ物は栄養になりますが、好き嫌いなく食事をとることが一番です。

生きる意義を自分でもっと積極的に考えて、自分の実行力に期待することが肝要です。努力をしない人間の願いは実らないものです。食生活をコントロールするエネルギーをとりすぎている食事を見直す必要があります。栄養素の働きとして、三大栄養素は毎日摂取しなければなりません。（別紙参考）人間の体温を維持することは、血流が体の隅ずみまでスムーズに流れることです。体に負担をかけない水で炊く米（ご飯）をいただくことは、昔からのすばらしい健康法です。幕末から明治にかけての激動の時代を駆け抜け、教養をどんどん深め、労働以外で身体を動かす楽しみを学んだご祖先のお陰で今の日本の発展があります。

家庭を持ち、家族を守り、子育てと家計のやりくりに多忙ななかでも自分を活かそうとするすばらしい母のことが思われます。母は、どんなに忙しくも、毎日・毎食、台所に立ち、素早い手作り料理で食卓を整えることに力を注ぎ、食べてくれる家族の心を満たした母は、いつも明るくて、寄り添い助け合う人と人が絆で支えあって生きることの大切さを教えてくれました。

人間の体を整え、温め、補って健康な体を保つ働きをする大切な食事です。お母さんの手作り料理は、見て喜び、味を覚え、人の心を楽しませ、人を幸せにする心を生みだします。親から引き継いだ伝統食として守っていきたいと思います。

かけがえのない家族を守る母の愛情に包まれて育つことこそ、生きることに誇りを持ち、恥じない生き方をすることを覚えます。頭「能力」を使う人ほど認められ、行動することで実行力・技術力を学び、理解を深め心をともなう人間性や態度は生活環境から育ちます。

人間は、自然との共生で人間としての生き方を学びます。実際に経験し、先人の知恵と両親からの基盤に自分の才知を存分に組み込む工夫と、自らの実践により、自然の調味料を利用し、旬菜の力をいただき、毎日を健やかに保ち、全力投球で生きる毎日です。日常生活が充実して健康に生きられ、子どもたちをしっかり守れる親でありたいと夢中で過ごしてきてしまいました。

☆躾は真に役立つ生きた教育

真に役立つ教育（躾）とは、体験させて覚えさせるやり方です。体験したことは忘れないものです。人間であればこそできる「こなせる人間」になるのです。人間は生涯努力のできる動物です。頭で理解できたことは自身の体で実行してこそ、真の生きた言葉で語ることができます。人間は上に立つ人（役人、役員）ほど、相手が喜ぶことをする人間のお手本になることを求められます。心の力が弱いと、過ちを繰り返します。人間は、守るか守らないかは自分次第ですが、心の深さと言葉の重みのある人間は、努力し実行するほど、楽しく自分を磨きます。納得すれば迷わないので心身ともに好調で満ちた生活が続き、尊い命を生かし続けます。そして、人望のある人間になります。

自分を守る力は、何事も見極められる人間になり発揮することで身につきます。生家での私の生活ぶりは、病弱な父のもとで家族で助け合うことで家族みんなの心のつながりが強まるという環境でした。一人一人が責任をもち、自分の役割についていかに力量をつけるか、創造性（右脳）を高めるかと努力した日常生活は、苦しくもがんばれる環境で育ちました。

詰め込み学習（左脳）では答えが一つです。宿題が終了したところで、子どもはのびのびと開放すべきです。社会生活では、自力で方向づけて進みます。真実は一つです。その真実を語れる人間になれるように努力すべきです。どのような時代でも、しっかり食事をとる人間は、頭脳が活発に働きます。頭を使い、手を使い、心を使う人ほど行動力・知識欲・感動する心と知能力の高い人間に成長します。

私の生家は農家で、何もかもが手作りの生活でした。そのお陰で私の身体は健やかに古希を迎えることができます。これまでの長い歳月は、常識的なことの繰り返しの日々を重ね続けた結果、健康は守られております。私の実母は、自然のリズムに同調する生き方が、こんなにすばらしい人生（１００

年）を健康で生きられた証といいます。母と語る時間には、ハッと思わせられる生きる強さと言葉に人生の歴史を感じさせられます。そんな母との二人三脚で書き上げた、従来の時代を越えて得た母の方針「経験は学問に勝る」を踏まえ、私なりに集大成することができました。人生は健康でありたいものです。読んでくださる皆様の日常生活の心構えの手助けができれば幸いです。

☆ご飯は脳を活発にし、健康のもと

健康な人は、体の機能もしっかり働いているのです。機能が衰えていると、体の中が弱くなり病気がでます。病気があるときは、今までに積み重ねられた食事を見直して、病気の原因を取り除くことが一番です。原因となっているものを改めて、体に合った正しい食べ物をとることです。

私はご飯は多くおかずは少な目の食事です。主食のご飯が、脳を活発に全身を丈夫にし、栄養を吸収し、老廃物をスムーズに排泄させることを繰り返す毎日です。病気のある人は、水から炊くご飯をしっかり食べ、味のついているお菜は少なめを一日三度に分配していろいろ工夫してとりましょう。一日の活動量に合わせて組み合わせます。自分の体を守るためには、ご飯をしっかり食べることで代謝機能も活発になります。人間は体を動かして、汗をかくことで消費します。必要以上に食べることは肥満の原因です。腹八分目を守りましょう。昔から人間の体には腹時計といって、朝昼晩しっかり三度、規則正しく食べていれば自然とお腹がすくようになっています。昔の人は腹時計で時間を計り、生活したものです。一九六二（昭和三七）年、日本国も貿易自由化が始まり、日本人の食卓には高カロリー食がどんどん増え続け、食卓には高脂肪高たんぱく食が飛躍的に増えました。

戦後の歳月は、肉食中心の食生活の変化による弊害から成人病患者が増加傾向に進み、日本国は、医療費の財政の安定化を図ることが必至の現状です。平成の今期に、アメリカが日本の伝統食（和食）をモデルにするほどすぐれた日本食です。そのすばらしい先祖代々の食事をなおざりにしてしまうのが現代の実情です。日本人の体に合う食事をとることが先決です。健康的で生活条件が優れている日本食をしっかり見直す時期です。現代社会の一員として、皆様はこんな生活を続けていませんか？

①体をあまり動かさないのに食事をたっぷり食べている。
②好きな物をどんどん食べる一方、嫌いな食べ物は口にしない。
③食事の時間を守らず食べたい時に買ってたべる。
④インスタントやスーパーから買った、すぐ食べられる加工食品をいつも並べておいて食べる。
⑤外食が多い食事をしている。

手軽にいつでも買える便利さから、このような生活をしていることは、自分で自分の体を苦しめ、弱い体に自らつくっていることになるのです。

ご自分の活動量によって料理を工夫することが一番です。病気をつくらない体、病気を寄せ付けない体をつくることはご本人です。実践しない人には分かりません。自分の体は、思うがままに、いつも働くことができることがなによりです。

☆体内時計と生活リズム

人間の体に腹時計があるように、お腹がすくとしっかり知らせるサインを出してくれます。私が腹時計を知ったのは、幼い頃、父が遠い畑に仕事で出かけても食事時にはしっかり帰って来ることを不思議に思い、教わったときでした。戦後の不況の中、家の柱時計がボンボン時を打つ時代でした。父の体内時計はとても正確であったことを覚えております。昔から自然と生きる暮らし、太陽暦（二十四節気）に合わせた暮らし方が、季節感のなかで暮らす農家では当たり前の生活でした。

人間は、体内時計が正常であれば夜は眠くなり、ぐっすり眠れて、朝になるとしっかり目覚めます。このような生活リズムは、この時計の作用によるものです。朝起きたときに頭がボーっとしているのは、脳の働きがまだ目覚めていないことです。朝食をしっかりとってエネルギー補給をすると、代謝が促進され体が活性化されます。

規則正しい生活リズムをしている体は、体内の時計も正常に保たれています。人間には大切な営みで、私は自分で自己診断を毎日繰り返してきました。生涯続きます。

☆尿は、体の状態をキャッチする情報源

○尿の色はどうか。黄色か、泡も黄色なら黄疸かも？

○尿に甘いにおいがする時は糖尿病かも？

○尿の色が茶褐色のときは水分不足か、仕事の過労か判断します。にごっている尿は膀胱炎、尿道炎か？　尿の出が悪いか、排尿する時に痛みを感じると尿道炎か？

この程度ぐらいは自分で気をくばればわかります。そして体の中の異変と病気の前ぶれを知ることができます。便・尿・汗・皮膚の分泌物に毎日注意を・むけます。

口から入った食物が排泄されるまでの繰り返しは、健康状態を知らせてくれる毎日の便りです。古くから「口にやわらかい食物は便を硬くし、口に硬い食物はやわらかい便を生む」といいます。健康な大便は水に沈みます。脂肪が多い便は軽くなって水に浮かびます。そのようなときは、腸の消化が悪く、スタミナ不足で疲れやすい体になっています。大便は色・形・においを目安にしています。また、赤らみ顔・青ざめ顔・黒み顔など、顔の色からも家族の健康の具合を探るのが母の役目、食事の時も箸の運び具合や話す時の口調、ちょっとした動作にも目を配ります。

☆母の手作りが健康のもと

日本は高温多湿の国です。食べ物が日持ちするか否かは、料理を作るお母さんならすぐわかります。家庭で作る料理はその都度、火をとおして食べます。それでも注意をはらいます。昔は必ず火にかけ、温めてからたべました。体を大切にするために、自分で決める習慣を身につける生活のお手本でした。お茶を飲むにしても、暑い夏場でも氷水や冷たいジュース・コーヒーなどを飲み続けることは胃腸を痛めることです。紅茶や緑茶は温かいほうが体は喜びます。

昔からお母さんの手作りは、健康という素晴らしい体を守るための、素材を活かした最高のご馳走です。素材の持ち味を生かす昔でいう「おふくろの味」は、三度の食事に満たされる工夫と知恵が加わった、食べる喜びと楽しみの味わいは、心を豊かにする至福の時間でした。

両親の子育ては、自然と共存する知育力から人間の生きる糧を学ぶ生活の躾でした。親とは、遠くから見守り、子どもを信じるまじわりです。子どもも、信頼と安心する親だから従い、小さな心は弾み輝きます。幼児期の「お手伝い」は、認められることに大きな喜びを感じ率先して実行するものです。一つのことに責任を持たせることで、自分は大切な人間として役立つことに心の豊かさと自分の力を信じることが一つひとつの基盤となります。人間の生きる力を育む躾は、親だからできます。

人間の歴史を刻む、大切な命を守れる人間に育てることは愛情です。家族愛・夫婦愛・兄弟愛は、家庭環境がとても重要な意義をもっています。歳月は人を待たずと、子どもの成長に合った躾と生活の安定と努力です。人間の行動は、現実生活の営みの中にあります。一生懸命体を使い、経験を積み、真実を求めます。人間は直接、自分に打ち当ってこそ分かるものです。実際に身にしみて感じた人は、二度と失敗しないように考えます。幼年期から、成長にともなうこつこつした躾が一番よいのです。面倒がらすに心を成長させる生活をすることは自分のためにすることです。

私の両親は、体験することで苦労・辛さ・失敗の意味がわかる人間に育つ躾をしました。体で覚える教育こそ、効果のある教育です。自分の体験から得た学習法は、忘れないものです。昔の諺では、「かわいい子には旅をさせよ」といったものです。直接わが身に降りかかってこそ理解できます。行動する楽しみを覚えた体は、自発的に学習意欲も高まります。

脳は、神経回路がどんどん増えるといいます。練習や復習をするほど記憶に残ります。逆に使わなければ、神経細胞は衰えてしまいます。体験させることは、新しい記憶回路をつくることでもあります。夢中になることは発見もあり、どんどん視野も広まります。豊かな個性を習慣化させることはとても大事です。活動することは全身を使います。筋肉も使えば丈夫になります。使わないと萎縮して活動がさまたげられます。人間は口頭で教えても、いきなり知識を詰め込んでも、効果はあがりにくいものです。人間は体を使って行動し、知識を得、感動を覚え、学びます。

家庭での教育は実習体験です。実践からは、人間としての生きる力も養います。私の育った時代は、家の手伝いも立派な勉強時間でした。台所では時間・分量を計り、重さ・長さを覚え、五味・五法・五感・五色と盛りつけまでを時間内で完成させる達成感を学びます。外仕事でも、畑の面積・仕事量・速さ・距離、道具の扱い方、雨の日・風の日も、毎日の生き方に中身があり実態がありました。

両親の言葉・行動・価値判断など、生活に必要な知恵を、子どもが自分の体を使って覚えるように仕向ける生き方でした。そんな親の働く姿には力と輝きがみなぎり、今日よりも明日に生きる強さのお手本になっていました。子は親を映す鏡といいます。親が育てたように子どもは育つものです。人間である以上、生涯にわたって頭脳と体を使い、心を磨き、働くことへの意欲と能力を高め、喜びと希望と自由を求め続けたいものです。

人間も仕事も基礎が大切です。第一の教育者は両親です。わが子の発育状態を考え、脳は訓練すればするほど覚えます。子どもの芽を伸ばす学ぶ場を選択することです。両親の真心こめた躾は、子どもの心に明日への活力と明るさを与えます。明るく心安らぐ家庭を守ることは、お母さんの力と温かい心の働きのあらわれです。

快適な生活へ

晴天には、布団を干して乾燥させ、殺菌・ダニの除去をする昔からの知恵は、現在も立派に活用されています。夏場などの快晴の日は、30分干すだけでも効果があります。家を守る母の上手なエコ利用が、健康につながります。人生の3分の1を占める睡眠は、毎日の生活の重要な部分になっています。快適な生活や健康は睡眠からです。履物にも通気性がよいこと、常に清潔を保つことなどをこころがけましょう。生活の隅ずみまで知恵と工夫が必要です。

歯ブラシ・洋服ブラシ・髪ブラシなども常に清潔にすることが大事です。体が喜ぶ体に良いことをする健康的な生活を送る工夫を目指すことは、お母さんだからできるのです。何もかも一度にすることはとうていできないでしょうが、人間の生涯（生きる命の過程）の一日一日の積み重ねからなりたっていくでしょう。人間は実際にわが身に降りかかってこそ、実感するものです。七転び八起きの繰り返しが福となります。体験したことは学ことで吸収でき、自分の心の糧、生きる力として蓄積され、自分の生涯の財産となるのです。

学校で学習したことは、家庭でお手伝い（体感）することでしっかり身につくものです。幼児期から、老いる日まで、人間は日々努力することができる動物です。お年寄りになるほど子どもに戻るという言葉を耳にします。顔・姿・言葉・身だしなみなどから、おのずと伝わるものです。本人にはいつも若いと思うが、誰もがその年齢に達すれば分かるものです。自分と相手の距離や時間帯、角度や時間と人間一番大切なことは感謝です。ほめ言葉を並べている人ほど使えない人間です。人間は善悪の区別がつかないからあいまいな言葉がでてしまいます。人間も動物です。幼い時期の躾によって、幸福にも不幸にもなります。

☆全身が元気になる

年齢を感じさせない生活を心がけましょう。肥満は病気のもとです。昔から人間は腹八分目を守り、体を動かし、使う生活から、「腹八分に医者いらず」といわれる健やかに生きる当たり前の積み重ねが守られました。人間には正しい食事こそ、食べることで美味しく、楽しく、嬉しく、幸せという心の満足感が得られ、料理を作る側の（感謝される）喜びの心もあります。

食べて体が効率よく働く、健康という結果の繰り返しは、素晴らしい一人一人の人生の歴史です。一日を充実した中身のこい日々を過ごすことで最高の人生になります。体が喜ぶ人生観は、本人の実行する道しかありません。テレビのコマーシャルや広告、雑誌などの流行にとらわれずに、正しい判断は本人次第です。自分自身で実行し、体の中（内臓）の働きを高めることが賢明です。

健康を維持するための一つとして、深い睡眠をとることはとても大切です。人間の体は、この睡眠の時間に修復されます。新しい細胞のお陰で肌や髪の毛や爪はドンドン伸び、新しく生まれ変わっていきます。昔から、ご飯は多く食べおかずは少なめの腹八分目を守る簡単な健康法で、私の身体は守られております。

今日という日に喜びのある満足感となしとげる達成感のある生活に目的を持ち、結果をあげることが私の日課です。一日を全力投球で全身を使い切る働きをすることの繰り返しで健康を保ちます。しっかりした食習慣を身につけましょう。昔から人生の3分の1を占める睡眠は、元気で健康に活動する体の修復時間です。幼い頃の両親との生活習慣は、幼い躾として心に刻み込まれたものです。

寒さ暑さに負けない遊びとお手伝いの中からの体験と教えは、意欲的な精神修養の学びでした。夏休み・冬休みの時間は、アルバイトで働く喜びを覚えた体は、どんどん吸収し、飛躍的な進歩に頭脳と体は無駄を省く工夫と第一に考え可能な限り働く喜びはしっかり備わり早起きは三文の得として、時間のある限り、観念と事実の意思表示に全力を尽くす毎日でした。

戦後の食糧難・不況時代に成長していった私ですが、農家で育った私は、「食事はしっかり食べなさい」というのが母の口ぐせで、食べることには不自由なく成長しました。両親の躾は、成長にともなった生活の積み重ねと正しい判断のできる力を準備する躾が健康の糸口となりました。自分自身で納得する生活はとても楽しく物事が進展します。仕事をする面白さを生み出すことは実力です。何事も一歩を踏み出す勇気は本人の力です。

現在の私はもう古希です。長寿国日本ですが、寝たきりの生活ほどむなしい生活はありません。人生にとって苦痛でなりません。生きることに誇りをもち、将来に向かう子どものお手本にと恥じない生き方を志とし、健康な人生に憧れる生活を送る限りです。

人間は目先のことしか考えていないことが、おうおうにあります。方向性は正しいが実行が見えない人が多く、決断力・行動力・判断力・説得力不足が目立ちます。それには自分の答えがあいまいだから現せないことです。

人間の体は簡単にはなかなかいかないものです。習慣とは、長い間に自然に出来上がった生活上の結果です。まちがった食事をしてしまった人は胃腸を整えて正常にすることが肝要です。自分の体によい食べ物をとる。嫌いな食べ物のある人は、工夫してそれを食べることが一番の近道であり薬です。

体が必要としている食べ物をとることです。人間の生命活動で重要なご飯を食べて、全身に栄養がいきわたる食事をしっかりとることです。お肉が好きなら、野菜・きのこ類・海藻の酢の物も一緒にとり、果物も酸味の高いキウイ・レモン・ユズ、リンゴ・パイナップル・ブドウなどの組み合わせを忘れずにとります。お肉が他の具より多いことは、バランスがとれていない食事です。美味しくバランスよく食べる工夫が大事です。

腸が悪いと、さまざまな生活習慣病にかかりやすい体になってしまいます。何も必要以上にとらないことです。腹八分に医者いらずです。体の機能が弱っている人ほどご飯の力は大切です。おかずよりもご飯をしっかりとることです。私はご飯を食べると安心して働けます。人間は摂取したら消費する。当たり前のことが元気な体を作ります。運動や体を動かすと血行がよくなり、体温が上がります。消費する体を十分に使うことは当然のことです。

筋肉をきたえる

還暦を節目に歩くことを心がける人が多く、私もその一人です。歩くことは効率の良い運動で長く続けられます。自分のリズムを大切に、体調にあわせて歩くことで予防と改善につながります。座り仕事や立ち仕事の人は特に効果的です。ウォーキングは全身の筋肉を適度に使います。酸素が全身に十分にいきわたり、血行がよくなると肩こり・不眠・ストレス解消などのトラブルが軽減され、体がラクになります。

体を使う仕事の人は、普段使わない筋肉を意識して歩き、自分のリズムをとり戻しましょう。ウォーキングは自由自在に楽しみながら自然に親しむ要素があると、精神面でのケアに役立ちます。

人間は動く動物ですから動きが悪いことは、健康でないわけです。病気のときは必ずどこかの関節が硬く、動きも悪く、関節の硬いところがあり、弾力を失っています。どこの関節も筋肉も自由に動くように、硬いところをほぐします。時に足指、関節の曲げ伸ばし、親指をぐるぐるまわすことは、全身の筋肉に影響します。足首をぐるぐるまわしたり手の指、首も同じくまわすとよい。歩くことが足りず足の筋肉が弱く、足を動かす力が不足した時には、家の中で工夫することです。雑巾がけや階段の上り下りなど、なるべく歩くことです。自分の体に合った、ストレッチ体操こそ筋肉の硬さをほぐします。昔からの廊下の雑巾がけは、足と腹の筋肉を強くし、便通をよくしてくれます。学校時代の掃除でも、皆が無心に廊下を拭き清めたことを思い出します。体にとてもよいことです。

自分を大切に人間らしく生きよう。人生いかに生きるかは実行しだいです。いつまでも若々しく輝いているという、年齢なりの魅力を失いたくないことは、女性の願うテーマです。

楽しみを十分に味わう生き方こそ、若々しさを保つ秘訣です。正しい食生活で健康を保ち続けることは、実行するしかないのです。人間の願いは生涯動かすことのできる体で過ごしたいことです。昔から、「食べ物が血となり肉となる」と申します。暮らし上手に家事をこなすことこそ母の役目です。

人間は飲食物によって栄養を吸収し、血液になって、体の細胞や生活活動のエネルギーとして使用され、不必要となったものを排泄する営みを新陳代謝と云い、この働きが完全に行われていれば健康です。排泄作用は自然法がなによりです。日常生活の現場で自己実現し、胃腸を健全にして良い血液を造り、血液循環をよくし、酸素を十分に取り入れ、排便を完全に行う生活習慣が基本です。

人間の体は、訓練することで丈夫になります。一日一回は、自分にあった運動を取り入れてみましょう。健康のために長い人生を有意義に過ごす効果的な運動とは、散歩・縄跳び・ジョギング・ストレッチ体操・ラジオ体操・サイクリングなど、自分のペースでいつでも短時間でできます。

手・足・心臓の筋肉を丈夫に鍛え、全身の血行をよくすることに心がけましょう。筋肉は使えば使うほどに丈夫になります。使わないと委縮し、どんどん苦しい体になります。

自分の体調を知り、適度な運動を行うとともに自然を感じ、自然と触れあい、人間の五感を回復させましょう。自然を体感することは体力・体調・目的を考え、自分なりの身近なところから、川沿いや野原・公園・海辺などを歩くことは、見て・聴いて・触れて・香りを嗅ぎ、味わうことは、とても心が安らぐことです。

緑いっぱいの木々の中、小鳥のさえずりや空気のおいしさに深呼吸をしたり、水のせせらぎやそよ風と四季をとおして変化を身体いっぱいあびると、意外な出合いや発見もあります。日常生活に、楽しく満足感につながる時間をつくりましょう。

人間の身体に与える太陽の日差しを浴びるのは夏なら5分。冬なら30分、日光にあたることで、カルシウムを保持するためのビタミンDを吸収できるといいます。自分の求める本物の力は実践することです。朝の手軽な散策で全身が開放され、自分を癒す力が高まります。意欲的に体感するひとときの爽快感に心をうばわれ、身体の不調も忘れます。そんな時間こそ、健康づくりに役立てる工夫をすることが必要です。

運動不足は足を使わないために、腸の働きが弱くなっている場合があります。肉食の多い食事や食べ過ぎが原因で消化不良を起こすことなどが重なって便が出にくくなっている場合などは、食事の見直しを行い、また、歩くことで足の力をつけることに努めましょう。私もウォーキングを続けております。平地では走り、上り坂では歩きながら自然を満喫し、目・耳・鼻のリズムをとりもどしながら、頂上につきます。

ついたら深呼吸。両腕をグルグル回し、スクワット、頭を左右前後に振り回す等の体調に合わせた軽い体操を行って、心肺機能を高めます。下り坂は自然の歩きによる40分コースの朝のウォーキングで、体の中から元気にする（悪い空気を吐き出す）ことができて、私の一日が始まります。

深呼吸は、全身の血のめぐりをよくし、筋肉をやわらげます。そして、毎日の自分の調子に合わせて全身を動かせて細胞を正常に保ち、自然治癒力を強めます。呼吸は、吐くことを重視しましょう。安全に吐ききれば吐いただけ吸うことになります。長く吐くことが体に望ましいのです。自然を体感することには、ストレスや体力・体調の疲れを回復させる力があり、自然から元気をもらい、自然のリズムに同調させることで体が楽になります。

☆よい睡眠が健康を守る

睡眠は栄養や運動とともに健康を守る基本です。睡眠が十分でないと、病気につけこまれやすい体になります。睡眠不足や疲れた時の体は、酸素不足になり、あくびが出ます。深呼吸をして整えたり、仮眠を取る（15分くらい）ことも良い方法です。睡眠不足が長く続くと体の免疫力が低下し、風邪をひきやすくなる原因にもなります。

私は、疲れた時や寒気がする時には、熱めのお風呂に入って温まって早目に就寝する方法をとります。体を温めることで自然に深い眠りに入れます。血流をよくし、体の神経も良化され、疲労はその日のうちに回復されます。人間の体は、血流の流れがよくなると免疫力が上がります。体を温め（体温を守る）早く体をもとに戻す（正常化する）ことで、病気を重くしないことです。体の異常は、無理がかさなることから始まります。

○体がだるく、くたびれやすい。
○やる気がなく、いつも眠い。
○朝起きが辛い、頭が重い。
○食欲がわかない。
○気力がない。朝からあくびがでる。
○根をつめて働きすぎてしまう。
○偏食で栄養バランスが崩れる。
○ストレス続きである。
○不規則な生活が続く。

このような時には、体をゆっくり休ませる十分な睡眠と入浴が一番です。ご自分に合った早目の対処法が肝要です。自分の体は自分で気をつけ、自分で整えることを心がけることが第一です。睡眠を十分とり、脳をしっかり休ませて、全身をリラックスさせることが大事です。脳の働きを助け正常にするために熟睡することは、とても大切です。健康づくりは睡眠からと、昔から言われています。

人間として生きることは脳を育てつつ生きることではないでしょうか。人間はいつまでも、向上心と判断力・創造力で目標に意欲的に向き合う生活を心がけることです。それには食事と睡眠です。正しいリズムを作り整えることです。自分の体を自分で自由自在に使える幸せのためには、脳の働きをよい状態に保つことです。

人間は生涯努力のできる人間です。人間ほど能力のすぐれた動物はいません。人間がやる気があることは、脳が活発に活動していることです。脳の働きを良い状態に保つことです。毎日の食事が命を守っているのです。食生活の不規則から始まる自分の体の異常から健康を守るには、腹八分目の食事をすることです。

人間の体はお互いに関連し合っています。一つを攻めれば他も自然によくなってきます。「百聞は一見にしかず」を実際にやってみることです。上手に全身を動かして、自分のもっている力を発揮することが心身の健康につながります。健康に大切な休養は、休むことと養うことを意味します。

安静にしてよい睡眠をとり、体を休ませて体力を回復させます。昔から人生の3分の1を占める睡眠は快適な生活や健康をまもります。睡眠は毎日を支える重要な要素です。人間の睡眠に必要な「まくら」は、夏場は固くて小さいほうが両肩から風が入り涼しくて快適です。冬場は大きくてやわらかいほうが、両肩をすっぽり包んで温かく眠れます。自分に合った枕を使うことです。

日本のだし（自然のダシ）

古来からの旨味の調味料として、日本のだしは自然のものからとりました。昆布・煮干・カツオ節・干し椎茸が長く使われてきました。安心感と満足感のある健康食としての天然のだしです。人間の健康を創る力として食文化を支える食材です。自然の風味を活かした日本の和風料理に欠かせない手作りだしです。

昔は、かつお節を削る家庭が多く、自然の旨味をそのままいただく生活でした。健やかに生きるためには、先人の経験から学んだ昔の知恵を活かせてこそ、家族を守れる安心のくらしができます。日本のだしは、甘味・酸味・香りのバランスがよく、塩分控えめに仕上がります。だしの味を覚えましょう。

①昆布は乾燥昆布を使います。ふきんでゴミやホコリを払い落とし、鋏で細かく切ります。容器に保存して、必要に応じて使います。他には、醤油差しの中に入れてだし醤油にしたり、お吸い物などのときは、ペットボトルを利用して細切り昆布と水を入れて冷蔵庫に保管するとだしができます。昆布だしの旨み成分は昆布の表面に多く含まれています。

②干し椎茸は、出回る旬の時季に多く買い求めます。生をスライスして天日乾燥しておきますと、とても便利です。昔から不老長寿の妙薬として重宝され、香りがよく、味がよく、旨みも強いだしです。昆布と干し椎茸は、古来から日本料理に欠かせないものです。大いに利用しましょう。

③カツオ節のだしは、粉末とあら削りを作ります。冷奴やお浸しにかけたり、ご飯にまぶしたり、味

噌汁や煮付けの味付けには粉末でと、使い勝手により分別します。
④煮干しは、ミキサーで粉末にして使います。魚は健康食です。だしとしてだけではなく、カルシウム補給にも活用します。
他にもホタテの干し貝柱・桜エビ・稚魚などが出回るとだし用の加工をします。ホタテ貝柱は、一度煮てから乾燥させます。稚魚も茹でてから干します。日本人の心や文化にも先人の知恵として、乾物の長期保存が旨味を増すことが深く根付いています。

煮物の場合は、煮汁に栄養がとけ出るのでなるべく、汁ごと食べる料理を考えます。

お吸いものには、カツオ節と昆布だしが一番おいしいです。

おいしいみそ汁を作るには煮干が一番です。

日本の料理の調味料は、昆布・煮干・カツオ節・干し椎茸を使い分けて適量用いるのが本当の美味であり、健康的でもあります。日本古来からの味です。

だしとしてだけではなく、昆布全体が栄養の宝庫。血圧降下、悪玉コレステロールを減らす、塩分の排泄を助ける、便秘を防ぐ、動脈硬化症を改善させるなどの薬効があります。これらの症状のある方は、ペットボトルに昆布を細かく切って入れ、水を加えて冷蔵庫で保存し、毎日飲むと効果がありますのでお試しください。

食品の抗菌パワー

古来からの長年の経験から発見できたようですが、消臭・殺菌効果・食中毒防止など健康に役立ち抗菌力を持つといわれている食材・食品がいろいろあります。
①さくら餅・かしわ餅・ほお葉餅は、葉の移り香を楽しみながら季節を味わうと同時に葉の抗菌作用を活用したお菓子です。季節の葉っぱでくるんだ生菓子・お餅・おむすび・おまんじゅう・団子等は、葉が生ものを菌から守る作用を活用した実用的な食べものなのです。
②魚介類にはヒノキの葉を敷く、魚を入れる桶の底にヒノキの葉を敷き詰めますが、ヒノキに抗菌作用があるのを活用して、鮮度が落ちるのを防ぎ腐敗から守ったのです。
③杉を曲げて加工した弁当箱（曲げワッパ）や杉のまな板を昔はどこの家庭でも使っていました。杉自体に抗菌効果があり、加工しやすい材質が重宝されたのです。
④おにぎりを包む経木、クマ笹、竹の皮にも抗菌パワーがありますので、よく利用したものです。
⑤血圧の正常化、動脈硬化の予防、疲労回復に効くといわれている酢は、強い殺菌力もあって体を守ります。酢洗い・酢締め・酢漬けなど、傷みやすい材料を腐食から守り、長もちさせる役割を果たします。
⑥他にも、薬味に使用する生姜、からし、ワサビ、山椒、シソ、ユズ、ネギ、ニンニク、レモン、ニラ、セリ、玉葱、パセリ。
⑦香辛料のシナモン、ナツメグ、タイム、グローブ、コリアンダー、オールスパイス
⑧発酵食品の味噌・納豆・米糠・日本酒にも抗菌作用があります
⑨他に、お茶や梅干しにも抗菌パワーが集結しています。（下に表）

☆料理の引き立て役スパイスいろいろ

私はシナモンはおやつに使います。寒い時には、揚げ団子にシナモンを振りかけて簡単おやつを作ります。体を温めてくれますので花粉症の時期には人気のおやつです。

寒さや病気を吹きとばすスパイスや香味野菜をしっかりとり、新陳代謝を活発にさせて体を守りましょう。

一味からし、七味からし、キムチ、ワサビ、コショウなどのスパイスや香味野菜は、塩分を抑えてくれます。新陳代謝の活性化（血液の循環をよくする）にも役立ちます。キムチ鍋、キムチのお新香・マーボトーフなど、体を温め上手に脂肪を燃焼させる料理を心がけましょう。

日本のお茶

日本のお茶は古くからの健康ドリンクで

スパイスの基本作用

香りをつける	辛みをつける	臭みをつける	抗菌パワー
アニス、オールスパイス、カルダモン、クミン、シナモン、ディル、ナツメグ、バジル、パセリフィンネル	サンショウ、ワサビ、ジンジャー（生姜）、トウガラシ、コショウ（ペッパー）、マスタード **色をつける** サフラン（黄）、ターメリック（黄）、パプリカ（赤）、口なしの実（黄）	オレガノ、ガーリック、クローブ、セージ、タイム、ローズマリー、ローリエ	酢、お茶、辛子、ワサビ、生姜、ネギ、山椒、しそ、ゆず、にんにく、レモン、シナモン、ナツメグ、納豆、セリ、みそ、玉葱、ニラ、ウド、大根、ココア、クマササ、竹の皮、ひのき、杉、桜の皮
ローズマリー、タイム、セージなどは肉料理に使われます。 牛肉には、塩、コショウが合います。 ソーセージ作りには、セージを作って香りづけに使います。 ハンバーグには、ナツメグ、オールスパイス、シナモンを使うといいそうです。			

す。立春から数えて八十八日目が八十八夜（五月二日頃）です。「八十八夜の別れ霜」といわれ、この日を境に霜が降りることもなくなり、農家は農作業に忙しい時期をむかえます。私は抹茶を一日3～6gを目安として忙しいときに飲みます。

緑茶には、飲んで風邪を予防し、お茶でうがいをしてウイルスを殺菌する作用があります。風邪の初期には、お茶を注いでその中に梅干を入れて飲むと効果があります。私は、体調がすぐれない時にはいつもこの方法で元気を取り戻します。寒い冬場におためしください。

日本の緑茶には、玉露・煎茶・ほうじ茶・番茶・玄米茶等がありますが、現在はさらに数え切れないほど多くの新製品ができています。冬の寒い季節のからっ風には、熱いお湯で入れるほうじ茶が一番おいしくいただけます。

○高級茶ほど低温の湯でいただくとおいしいです。味と香りと色を楽しみ、日本茶は旨味・渋味・苦味成分を含む健康ドリンクです。また、茶殻も、佃煮にしたり天ぷらに揚げたりして利用します。

○一晩おいたお茶には、タンニン（渋味）の効用が過剰になり、胃液の分泌を抑え、消化不良を起こすのでさけましょう。

○古くなったお茶は、フライパンで焙じればほうじ茶として使えます。又あまり古いお茶は入浴剤として袋に入れて使いますと体が温まります。

○緑茶は大量に飲むと体を冷やすといわれています。「涼性茶」です。

○風邪気味の時や花粉症の時期、体が冷えた時などには紅茶を利用しましょう。紅茶は渋味（タンニン）が多く、下痢の時の水分補給にもなります。

タンニンは便を固くする働きがあります。紅茶は乾燥の途中で発酵させたお茶で体を温める「温性茶」です。発酵させたお茶「紅茶」を飲むことで、血のめぐりをよくします。胃腸の弱い人は、ミルクを加えた熱いミルクティーをおいしく飲みましょう。ケーキに紅茶とレモンは、お子さまやお客様にも喜ばれるおやつです。お母様も、午後のひとときのティータイムに、一杯の紅茶で疲れをいやしましょう。

☆茶めしご飯の作り方

①お米を一時間前にとぎ、ザルに上げておきます。
②沸騰した湯の中にお茶を入れて茶のだし汁を作ります。
③②のだし汁に塩と酒を少々加えて、ご飯を炊きます。家庭の味にする。

塩は米をやわらかくします。昔ながらの素朴な味です。おかずが少ない時や忙しい時にはとても重宝するお茶飯です。

花粉症対策

花粉症の季節には早目の対策を!!

人間は免疫力を高める食生活を心がければ、花粉症を予防できます。では、免疫力とは何でしょうか?　人間の体に進入してきた細菌やウイルスなどの敵に対して、抵抗する力のことです。人間は、免疫力が高いと、病気に対する抵抗力も高いために病気になりにくくなります。ウィルスや細菌などの外敵にさらされる器官や皮膚と粘膜の免疫力が強いと外敵の侵入を防ぐことができます。唾液や鼻水、まつげや鼻毛、気道中の繊毛、などは外敵が体内に侵入するのを防いでいるのです。生活習慣によって強くも弱くもなります。正しい食習慣が必要と重要です。それには、腸内環境を整える発酵食品や抵抗力をつける抗酸化食品が効果的です。腸内の善玉菌が有害な菌の増加を抑え、攻撃し、便とともに有害な物質を体外に排泄します。

☆免疫力をアップさせる栄養素をとります。

①発酵食品は、免疫力を強めます。味噌・納豆・キムチ・ヨーグルト・酢・糠漬け・酒粕・カツオ節を上手に料理に加えて毎日とりましょう。

②食物繊維質も、免疫力強化のために働きます。食物繊維を多く含む食品には、海藻・きのこ類・豆類・干柿・モヤシ・ゴボウ・ハス・ソバなどがあり、食物繊維質は体内浄化も行います。

③柑橘類や抗酸化力の高い野菜・香味野菜も免疫力を強めます。ゴマ・長ネギ・ニラ・青シソ・セロリ・玉葱・キャベツ・セリ・春菊・落花生・トマト・キウイ・ピーマン・ミカン・レモン・パイン・生姜・ハチミツ・甘酒・黒砂糖などは、寒さに対する抵抗力があり、血管や関節を強くし、また皮膚の抵抗力をつけます。

④食べすぎないことです。

腹八分目を守る。それには、よく噛むことです。よく噛むと唾液が多く出るので、食べ物を分解することで胃腸の負担を軽くしてくれます。また、食べすぎを防ぐことにつながります。

⑤食べ物の偏食をなおすことです。

好き嫌いをしないで、なんでもいただけるようになりましょう。何ごとも過ぎたるは及ばざるがごとして、バランスが大切です。

☆花粉症の症状と軽くする対策

花粉症の症状は鼻や目に現れます。くしゃみ、目がかゆい、鼻がつまる、目がゴロゴロする、鼻がかゆい、取りとめなく鼻水が出るなどの症状ですが、私も40歳代の時に苦しみましたが完治しました。私の場合は、鼻や喉の粘膜の上皮細胞で感染を起こしやすく、現在でも、悪寒と体力低下には気を配ります。対策として少しでも軽くする方法は、

○外出時には、マスクでカバーする。

○鼻のまわりや鼻の中がヒリヒリする時には、オリーブオイルを綿棒につけて塗ると治ります。

○たばこの煙や排ガスは鼻やのどの粘膜を刺激して症状を悪化させるので要注意です。

○室内に花粉が入らないように花粉の飛散が少ない早朝に掃除をすませましょう。

○朝の深呼吸、軽いウォーキングやストレッチは心身をリラックスさせ、リズムの調節を促します。深呼吸は完全に吐ききるように長く吐くことです。いらだっていた神経も休まります。血のめぐりが良くなります。鼻から吸った空気中の酸素は全身の新陳代謝を促すために必要です。

○ペパーミントガムは鼻やのどをスーッとさせてくれます。

○入浴は、鼻が温まり鼻づまりがラクになります。お風呂に入っていると血行がよくなり、体が軽くなります。

○身体を温める工夫をすることです。体を温めることは生命に活力を与える大切なことです。秋口から準備を心がけます。脂肪・ビタミンA・発酵食品を十分とる食事法で、厳しい寒さを乗り切りま

しょう。お正月の七草は、疲れた胃を休ませるビタミンを補い、冬の間に体に溜まっている毒素や老廃物をきれいに排出させる効果があります。

○睡眠は十分とることです。人生の3分の1を占める睡眠は、ぐっすり眠って体調を整えます。睡眠不足は健康の最大の敵です。

☆体調が崩れるとさまざまな病気を招きます

①脂肪やカルシウムの摂り方の少ない人ほど花粉症にかかりやすい傾向があります。秋口から冬場にかけて、寒い時季には、どうしても体温を保つための脂肪分を多めにとる必要があります。脂肪の少ない食事は腹持ちが悪く空腹が長く続くと体が冷え抵抗力がなくなり感染しやすい体になり喉や鼻がいがらっぽく、不快感や寒気を覚えます。ビタミンAの緑黄野菜は粘膜を丈夫に正常に保つ働きがあります。糖分とビタミンCのバランスも考えて、摂取しましょう。

②ビタミンAが不足すると肺炎・風邪・目の病気・ニキビが出やすくなります。呼吸器も守るビタミンAを十分とりましょう。

③ビタミンCは免疫力を高めます。不足すると肩こりになりやすく、骨折しやすい体になります。毎日少しずつきちんととりましょう。

④風邪を引くと甘い物を体が要求します。昔から黒砂糖・ハチミツ・水あめ・砂糖湯などでカロリー補給をしたものです。寒い季節のユズ・金柑・レモン・夏ミカン・キウイを工夫してハチミツ漬けや砂糖漬け・ジャム・ジュースなどを作ります。

⑤また、くず湯と抹茶、梅干とお茶、ハチミツとレモン汁、レモン汁とくず湯、生姜と甘酒、梅酒と

ハチミツなどは、疲れた時や寒気を感じた時など早めの対策で体を守ってきました。

⑥昔から発酵食品は抵抗力をつけるすぐれものです。体のだるさや疲れには、ビタミンCと糖分です。糖分には、砂糖・ハチミツ・黒砂糖・ジャム・果物ですが、糖質は体内に入って、すぐエネルギーになるため、疲れると甘い物が欲しくなるのもそのためです。疲労回復効果抜群です。

⑦果物はそのまま食べられますし、たくさんある時は絞ってジュースで飲むとよいです。缶詰も保存ができますので利用するとよいでしょう。

⑧果物がない時は、酢を利用するとよいのです。砂糖と酢とお湯を加えたインスタントです。果物に含まれている糖分は体内で脂肪にかわりやすいので食べすぎは肥満につながります。

⑨私は、ヨーグルトや生クリーム、ピーナツバターを使いますが、その時には一緒にミカン・イチゴ・リンゴ・キウイ・パイン・セロリ・アロエ・干柿・バナナ、などもいっしょに食べます。寒い時期だからこそいろいろにブレンドして、ビタミン補給で体を守ります。

⑩私は抹茶をよく使います。抹茶には粘膜を守るビタミンAが多く、毛細血管の働きを正常に保ち血管を丈夫にしてくれます。私にとって、抹茶や香味野菜・果物は、栄養補助食品です。日本の代表的食品の緑茶には、苦味のカフェイン（眠気をとる）、渋みのタンニン（血止、鎮痛抗菌）、旨味のカテキン（ビタミンC）が全部揃っています。お菓子作り、くず湯、ゼリー、団子、おまんじゅう、うどん作りなどに抹茶はとても便利なので、よく使います。

⑪里芋の粘りには、毒を吸い取る効果があると、昔の人は、粘りを落とさないように蒸して、ごま塩や醬油をつけて食べたり、里芋とすりゴマの揚げ団子は、ねっとりしておいしい昔のおやつでした。里芋を洗うとかゆくなりますが塩を手につけて洗えば大丈夫です。石けんで洗えばかゆみはすぐ治

まります。

⑫芽吹く山菜も、私は畑で作っておりますが、時季がくると自生してくれます。フキノトウ・三つ葉・セリ・ノビル・ヨモギ・ウド・タラの芽・明日葉は、先祖から伝えられた常備菜として、体への活性化を計ってきたものです。天ぷら、みそ汁、油炒め、お浸し、和え物としていただきます。

フキノトウは、日当たりのよい所に自生します。両親から教わった山菜は、季節に応じて食卓に並びます。春を感じさせるフキノトウは、独特なほろ苦さと香りのあるうすみどり色のふっくらした蕾を覗かせ、春を告げてくれます。

フキノトウは、昔から毒消しやセキをしずめ、痰をとるなどと言われ大事にされてきました。フキノトウは含め煮・油炒め・ごまあえ・みそ和え・天ぷら・みじん切りにして薬味などにして、春の香りを楽しみ、ホイルで包んで蒸し焼きにしたり、塩熱湯でゆがいてアクを抜いて甘酢漬けにしたり、甘みそ和え、みそ汁などに使います。

山菜は、味噌との相性もよく、昔の人は時季のもので身体の代謝に役立て、大病をしないようにと自然の生命を丸ごといただく素朴な味わい方で、栄養分をたっぷり含んだ山菜料理をいただきました。季節の変わり目こそ、自ら健康になろうとする力を必要としていることを知っている先人の知恵から生まれた、大自然の大切な療法です。何が不足しているか改めて考えてみましょう。

健康に生きる

☆私の髪

秋は抜け毛の季節、「頭髪、頭皮のトラブル」と言われております。血行不良や栄養素の欠乏などで髪の働きが弱くなる原因でもあります。

こんな症状には要注意です。

○髪が柔らかくなり、コシがなくなってきた。
○髪が細くなった気がする（髪の質は太い方が健康な髪）。
○髪を洗ってもベタつく。頭皮の脂症。
○頭皮に湿疹やフケの量が多い（できもの、かゆみ）。
○髪の量が少なく感じる（加齢につれ、髪全体が細くなる）。
○髪の色は茶色い、白い、黒い。日本人の髪の色は一般に黒く、黒髪が一番素敵です。

昔から黒い物には黒いものを摂ることを教わってきました。ミネラルたっぷりの海藻類。私も還暦頃から、はえぎわに白いものが目立つことから、毛根に刺激を加え指先で軽く、マッサージを心がけます。髪全体が年齢とともに細くなり、保湿力の弱さも感じます。気づくことあれど自然にと、昔からヨードの多い昆布・ヒジキ・ワカメと色素の多い食品、卵黄・カボチャ・パプリカ・人参・ゴボウ・ハス・ゴマ・大豆・トマト・ブドウ・キウイ等の食品を多目にとるようにしました。

髪の毛は、加齢や心労・体調不良などで毛根の細胞の働きが弱くなると、新陳代謝が鈍り、毛のところまで栄養が行き届かない状態になります。心配ごとやストレスの影響でも白髪や抜け毛が増えるといわれます。私も実際に、大きなショックにおそわれて人間としての価値に疑問を持ち、どん底に突き落とされて精神的異常をきたし、心の危機に陥った時期には、いくら食事を用心しても心の興奮状態が続いて、病気につけこまれてしまいました。このとき、心の安定を保ち正しい生活リズムを守る大切さを実感しました。

健康な髪は健康な頭皮から生まれます。余分な皮脂や汚れをきれいに取り除き清潔に保つためには「しっかり洗う」ことが基本です。適度な洗浄法とは、両手の指の腹で頭皮をやさしく、マッサージをしながら洗うといいでしょう。よくすすいで、タオルでていねいに拭き、自然乾燥またはドライヤーで乾かします。

季節によって、皮脂の分泌量もちがいます。暑い夏場は、毎日の洗髪も心がけますが、寒い冬場には、かゆみがでない程度を考え、二日おきの洗髪でもよいのです。私は昔から使われている椿油にハチミツを加えて、頭皮を軽くマッサージします。日本古来の椿油は美しい艶を生むので、髪に使われてきました。長い歴史の中で先人が身をもって試した美容オイルです。椿油はベタつきにくく髪にも肌にもなじみやすいので私は長く使っております。

私も古希です。老いるほど頭の働きがゆるむようなことにならないために、脳を元気づけます。ご飯をしっかり食べ、ビタミンB群・C・Eを多く含む食材を上手にとります。血管の老化が続くと、白髪になりやすいといいます。新鮮な野菜と、神経組織の働きをよくするカルシウムの豊富な魚類やゴマの油、クルミや落花生の種実類などをいただくようにしています。血管の老化を防ぐクエン酸を多く含む果物や強力な抗酸化作用をする若返りのビタミンCやEを含む食材もいただきます。植物油やナッツ類は、古くなると酸化しやすいので冷暗所で保存し、なるべく早く使い切るようにしましょう。

体の内側から元気にする、ご飯中心の食事がいつまでも若い体を守ります。私は血行障害の体調の時には、酢「クエン酸」を有効利用します。梅干・ニンニク・ゴマ・小豆と発酵食品は、私の体のあらゆる活動の原動力になります。

クエン酸を多く含む季節の果物は、畑で無農薬で作り、自然に実ってくれます。梅・ユズ・金柑・レモン・夏ミカン・ヤマモモ、赤青シソ、トマトなど。特に梅干は、古くなるほど美味しくなる調味料です。煮魚・煮野菜・焼飯・ジャム・茶わん蒸し・卵焼き・酢の物に工夫して使います。魚の臭味を消し、野菜の煮くずれを防ぎ、脂肪に効率よく働きかけてくれる梅干は、毎日さまざまな使用法のある調味料です。人間の身体は、血液がスムーズに流れていれば健康でいられます。私の体は、栄養が偏ると、体に変化をひきおこします。ご飯をしっかり食べる日本の伝統食を食べ、全身を使う生き方をして、脳をしっかり働かせてくらしましょう。

☆シワ対策

還暦頃より気になるシワに突然悩まされ、昔から聞いていた伝説を思います。古代エジプトの女王クレオパトラの美肌を保っていたハチミツパックとオリーブ油の伝説は誰もが知っているでしょう。小シワや吹き出物は、肌の水分不足や代謝の低下から起こるといわれています。

健康なみずみずしい肌を保つためには、肌を乾燥させないことが一番大切です。

蜂蜜には肌の荒れを整える働きがあり、唇の荒れにもよく効き、皮膚や粘膜に栄養を与えることは古くから知られており、栄養必需品として家庭で使われてきました。

蜂蜜で若々しい健康を保ち、荒れた皮膚にも健康をとりもどします。人間の栄養ビタミン剤でもある蜂蜜の薬効は、永年の経験から導き出されたものです。家庭の健康食としても用いられてきた蜂蜜は、とくに女性に気に入られ、愛用され続けています。小ジワを目立たなくするには薄化粧が一番です。小ジワは肌の乾燥が原因です。保湿力は、水分と油分で乾燥肌とシワ対策にハリのある肌を保つ規則正しいお手入れ法を続けることです。

私は毎年、畑から「ユズ」を採ってきて、ハチミツ漬けにして飲用しています。毛細血管の循環をよくし、精油成分が荒れた肌や冷え性、神経症（リラックス）に効きます。お顔の保湿力を高める方法として、水で洗う洗顔をしっかり行いましょう。化粧水はたっぷりつけることがポイントです。肌にさわって吸いつくような感じになるまでつけます。次に乳液です。化粧水の水分が逃げないように肌にふたをする乳液です。乾燥防止には化粧水と乳液が必要不可欠です。私には、この方法が一番の乾燥とシワ対策です。冬の肌は、寒さによる血行不良で水分を保つ力が弱くなっています。私は手のひらで化粧水を温めてぬります。人間の肌は油と水で潤います。昔からの「言い伝え」で「麹と蜂蜜とユズ」で肌や健康が守られたと言われていますが、最近、この「言い伝え」が改めて見直されてきています。米糠やアロエベラのお風呂も、保湿効果を高めます。

肌体力の改善法として、食べ物によって体の内側から、そしてお化粧によって、体の外側からの両面使用で水分保持力を高めます。私は目元や口元は、重ねぬりをします。健康なお肌を保つ食生活も重要ですが、私は化粧水をたっぷり使います。肌の水分を保つ力の衰えることがシワの原因になります。化粧水が乾かないうちに乳液やクリームを塗って保護します。オリーブオイルを塗るのも乾燥対策になりますが、ただし日中は日焼けしますのでさけたほうがいいでしょう。夜寝る前に塗ると効果があります。肌の乾燥には、しっかり保湿を行うことです。毛穴が荒れてカサカサになる症状は、ビタミンA不足が原因です。また、口の両側がただれる症状はビタミンB2不足を疑いましょう。

私は、鶏肉の皮をいろいろに使い分けます。揚げ物やスープ煮にしたり、切り干し大根と一緒に料理に使い、野菜との炒め物などに使います。

牛すじ肉は、大根の煮物にはエノキ茸の含め煮、コンニャクと牛すじ肉の煮物など。そして豚足は、根菜・玉葱・セロリスープ煮で作ります。

また、フカヒレスープ等には皮膚の弾力性を保ち、美肌を維持する働きがあります。サバや海藻、発酵食品も力を発揮します。新陳代謝を活発に保つ海藻料理を工夫して食べましょう。

新陳代謝をよくするビタミンA・E・Cのバランス食を見直すことも必要です。

☆入浴法

入浴は一日の疲れを解消してくれます。血管を広げ、血行をよくすることで疲労回復やストレス発散、冷え性や体のむくみも軽減されます。お湯は、体温よりも少し高めくらいのぬるめのほうが長湯ができ、体の芯まで温まります。

汗は、さまざまな刺激が加わって出ます。夏場のように、周囲の温度が高ければ汗は盛んに出ます。運動がさかんな時やきつい仕事などで体温が上昇し続けると、汗は体外に熱をにがしてくれます。汗のおかげで私たちの体は、一定の体温を保ち守ることができるのです。お風呂に入ると、全身の血管が広がって血行がよくなり全身に汗をかき、体の中の分泌物を体外に出すことと、芯から温まって代謝が高まり汗と一緒に汚れがでることで、リラックスできます。毎日入浴して、清潔に保ちましょう。

日本は古くから、病気治療にも「湯治」が利用されてきました。入浴は、血液循環をよくしてくれます。寒い冬は、私も温泉で自由なリラックスタイムを楽しみ、心身を開放させます。温泉は、最高の回復剤です。忙しい生活リズムから離れることで自分を取り戻し、ゆったり温泉につかると、精神的緊張もほぐれます。のんびり気ままに体の芯から温まれば、新陳代謝が進み、身体能力も高まります。健康増進にも効果がある温泉や、スーパー銭湯なども利用して、さまざまな湯加減を楽しむこともよいものです。

温浴は毛細血管を膨張させ血液の流れを増やし、毛穴の開放から疲労物質の除去が促進されます。発汗作用は、体の老化を防ぎ、肌にハリがでる美肌を整える妙薬で、命の洗濯と脳細胞をリフレッシュさせます。

私の休日が家族の元気につながる大きな力と幸福を実感させ、役立つことの喜びが今日も私を最大に生かし楽しませてくれます。毎日の疲れを癒やすお風呂には十分つかり、上手に利用する手軽な入浴法で快適に過ごしましょう。

一年の中で最も昼が短く、最も夜が長い日「冬至」には、カボチャを食べ、柚子湯に入る習慣が現在もあります。柚子湯に入ると体が温まり「保湿効果」があり、無病息災になると昔から言い伝えがあります。そして、肌のひび荒れ、あかぎれに効くといわれています。お湯の温度はさまざまですが、温度が高すぎると皮脂を奪い去って、乾燥肌にしてしまいます。

昔は入浴剤として、米ぬかやびわの葉・桃の葉・ヨモギ・ミカンの皮を利用しました。これらには、精油分があって精神的なリラックスをさそい、温熱効果があり、荒れた肌をいやしてくれます。

古くなったストッキングや目の細かい布袋を利用して数個のユズを入れ、冷え性や肌あれの人には、ユズ湯をためすことも効果的です。ユズの皮に薬効がありますので、皮を茶色になるまで天日干しすると、保存もできるので長く利用できます。柑橘類は、精油成分や香りで頭の疲れをとり、毛細血管を刺激し、血液の循環をよくしてくれます。お風呂に浮かせて、毎日のストレスも一緒に洗い流してしまいましょう。

☆腸を守る

腸内環境を整えることが健康への近道です。

人間が生きるためにいただく食事が体を作ります。食べ物は、命のエネルギー源です。自分の健康を支えるのは食事であり、病気を治すのも食事です。食べ物には、薬効や滋養分が含まれていることがわかっており、体によいものを食べる習慣が古くから受け継がれてきました。しかし、食べ物をただ摂れば良いわけではなく、食べ物を消化する胃腸の働きが正常であるかを知ることが大切です。

古来からの知恵と工夫を重ねた日本の伝統食は、とても体によい食べ物です。四季をとおして日常的に取り入れた身近にある自然の食材は、健康への意識を高めて大きな支えとなりました。季節に合わせて体を気遣うことも大切です。

とくに寒い季節は、体を温める習慣を身につけて、体全体を温かく守ることから免疫力（自然治癒力）も高まり、病気を寄せつけない体になります。体の内側（内臓）も、しっかり働ける体にすることが健康のカギ。それには、お腹を冷やさないことが肝要です。運動不足で筋肉量が低下すると、体が冷えやすくなります。

また、食事時に冷たいものを食べ続けることは、胃腸を冷やし、下痢のもとです。冷たい食べ物を一気に食べることは、胃の中の温度がさがり、活動を停止して消化されずに排泄されます。アイスクリームや牛乳、ジュースなどの冷たいものを飲みすぎたり、好きだから、手っ取り早く食べたいの理由で、生野菜をいつも多くとりすぎることは、胃腸が消化吸収して栄養を全身に送り届ける際に、冷たい血液が体を流れるので冷え性につながります。また、糖分のとりすぎも体を冷やし、カルシウム不足になり、同じような結果になります。

人間の体は、酸性体質になるとさまざまな症状が起こります。疲労・便秘・シミ・肥満・クマ、骨や歯の病気、血液凝固の弱まりなどが、体の酸性化によって現れる症状です。人間にとって、一番ベストの状態（体内）は弱アルカリ性体質になることです。血液が酸性になるということは（血液は疲れたり、病気になると酸性に変わる）病気になっていることです。

胃を冷やすことと食べすぎ暴飲暴食、心身の疲れ、運動不足、睡眠不足などの条件が重なると、腸の働きが弱くなるので消化吸収もうまくいかなくなり、腸内に老廃物や腐敗物などの不純物がたまって腸内環境が悪化し、身体にさまざまな不具合が生じてしまいます。腸の働きが弱まって便秘や下痢になり、免疫力も低下してしまいます。腸は、体内の健康を維持する要です。食べすぎや疲れが加わると、腸の中では悪玉菌が勢力を増し、善玉菌は効率よく仕事ができません。善玉菌の働きを活発にする糠漬け、味噌、納豆などの植物性発酵食品をとる心がけが必要です。

竹の子、アスパラガス、ゴボウ、麦、玉葱、ニンニク、きな粉、ハチミツなどには腸内の善玉菌を増やして、腸内環境を整える働きがあります。毎日摂取したい食物繊維も、腸内環境を改善し、健康効果を発揮します。食物繊維を多く含む食品は、きのこ類、海藻類、豆類、切干大根、ゴボウ、竹の子、ハス、コンニャク、キャベツ、さつま芋、カンピョウ、青シソ、モロヘイヤ、そば等ですが、旬の食材が一番体が喜び栄養価も高く、腸の蠕動をよくする整腸作用の働きや、成人病、肥満予防にたいへん役立っています。

食物繊維は吸着性が強いので、体外に毒素を排出してくれます。食物繊維をとることは、腸内の善玉菌を増やし、腸の働きを活発にすることになります。

また、発酵食品の味噌・納豆・キムチ・漬け物も腸内環境を整え、免疫力をアップして、病気に対する抵抗力を高めます。植物性乳酸菌は、生きたまま菌が腸まで届くすぐれものです。昔の人は、味噌料理や糠漬けで腸の働きを守り続けたのです。腸内で乳酸菌が増えると、腸が刺激されて便通が改善されます。

私は季節に合った本物の漬け物から、栄養たっぷりのおいしい「旨み味」を毎日の食生活に取り入れてきました。日本人の腸に合う発酵食品の力を存分に食べ「キムチ・納豆・漬け物・糠漬け・粕漬け・みりん・甘酒・味噌・醤油・発酵酒・酢」等々の乳酸菌食品は、植物性乳酸菌の働きが活発で腸の中でしっかり役目を果たす健康食品です。発酵させることで保存ができ、栄養価も高く、食べ物の消化吸収をスムーズにし、体の中の余分なものを外に出し、腸の働きを活発にして全身に栄養を送り届けてくれます。

不要になった食べ物のカスが排泄される、規則正しい快便習慣をつけましょう。胃腸の弱い人は、まず、胃腸を整えれば血液が浄化され、きっと健康を取り戻すことができるでしょう。「胃腸は万病のもと」と古来からの格言があるように、胃腸環境が全身の健康に影響するという原因も理由も根拠があるのです。

人間は一日一日食べた物の老廃物を朝、しっかり排泄する習慣をつけ、大腸をきれいに掃除して、毎日を快腸にすることが健康のコツです。排便すると腸が空になり、自然に腸が楽に働き、腹膜も動き、深呼吸もでき、身体が見違えるように軽く感じます。食べすぎや便秘、内臓の働きが弱いなどは、胃腸に悪影響を与えます。大腸の働きを正し、病気に対する抵抗力を高めましょう。

乳酸菌が生きたまま腸に届く食べ物として、糠漬けは古来から親しまれ、お腹の健康を守り続けた食品です。糠漬けは、空気が入ることで乳酸菌・酵母菌が発酵して、おいしい味が野菜の中にしみこみます。一日漬け込むと善玉菌が活発に働き、米糠のビタミンB1が倍にふえるといいます。

体の疲れ、だるさ、夏バテ、風邪をよくひく、便秘などの症状のあるときは、発酵食品をたっぷり食べて、腸内環境をキレイに調える善玉菌をふやすことです。各家庭で丹精込めて手塩にかけている糠漬けには、健康の力がいっぱい含まれています。糠漬けに漬ける食材は、キューリ、人参、ナス、大根、小松菜、チンゲン菜、ミョウガ、キャベツ、小カブなど、季節の野菜が中心です。家庭での糠漬けには塩・昆布・辛子を適量加えて漬けるとかさが減り、栄養素が野菜の中で濃縮されて多く食べられます。

油物の食事を摂ったときなどは、糠漬けと一緒に食べて腸内の善玉菌を増やし、お腹の働きを活発化させて食べ物をきれいに流し、排便をスムーズにすることです。腸内が善玉菌の多い状態になって排泄がきちんと行われることで、必然的に血液が浄化され、体内をよい血液がめぐるようになるので組織細胞も若返って活発になり、自然治癒力の働きが盛んになって病気を寄せつけない体になります。

私たちの身体は、食事が命の薬です。季節の新鮮な食材をいっぱい食べて、健康を維持しましょう。お腹は健康の要です。食物繊維を常に食べて、いつもお腹をキレイにしておくことが健康を維持するためになにより大事です。

☆便　秘

便秘の原因は、生活習慣の乱れや偏った食習慣、運動不足、食物繊維の不足などです。毎日の生活を見直してこのような原因を取り除き、腸を元気にしましょう。

胃腸のリズムに合った食事は「一日三回」です。とくに朝食は、スムーズな排便には欠かせません。高脂肪の摂りすぎに注意し、腹八分目を守る規則正しい食事をしましょう。

整腸作用のある食材を食べて腹筋を強め、睡眠はしっかりとることが便秘には一番の良薬です。体を元気にするビタミンB群・C群・E群が多く含まれている食べものを摂取し、肉体と神経の疲労を回復させ、神経の機能を正常にし、免疫力を高め、血液の流れを改善させましょう。自分にあった対処法をみつけて健康をとり戻すことです。便秘は、腸の働きが不活発になっていると起こります。ご飯の量が少なく、脂肪食が多い偏っている食事を改善し、腸の蠕動運動を活発にすることです。海藻・きのこ類・緑黄野菜など食物繊維の豊富な食材を煮物にしていただきましょう。生でなく、火を通すことでカサが減り、量を多く食べられます。穀類では、白米・そば・麦飯・赤飯などに食物繊維が含まれています。

私は自分の健康管理として、温泉浴を楽しみます。心身を開放するために温泉は最高の回復剤になっています。人間は新しい生活習慣や環境の変化などから便秘になります。緊張したり、不安や心配事、環境の変化などによって一時的に便秘になることを一過性便秘といいます。このような便秘は、気持ちがほぐれ、変化になれると自然に治ります。温泉浴は何よりの薬のようです。

便秘には、一般的に運動不足で、特に足を使わないために腸の働きがよわくなっている場合や、トイレをがまんすることが多いとき、神経の緊張が続く状態などのときになるようです。自分に合った運動、歩いたり足の体操をして足の力をつけることなどは便秘を改善するよい方法でしょう。深呼吸で腹筋力をつけたり、深呼吸をしながら下腹部をグッと押す運動を繰り返すなども効果があります。食事の偏食・減食・欠食なども要注意です。自分の体は、本人が一番よく分かっています。全身を動かさない怠け者人間では、体も内臓機能も低下するばかりです。人間は努力のできる動物ですから、毎日、全身を使いこなす努力をしながら生活することが健康的な生き方です。そして体を適度に動かすことが便秘を治す、便秘にならない何よりの方法です。

腸の中をきれいに掃除をしてくれる食物繊維質の多い食事を心がけてとり、腸で不要になったカスを早く体外に出すことです。腸を元気にすることです。健康な人は、睡眠中に体内の掃除が終わって、朝に便意があるものです。肉料理・乳製品・生野菜の食事が多く、食べすぎなどの原因で悩んでいる人は、ご飯をしっかり食べて体を動かし、海藻類・根菜類・豆類などで腸をきれいにすると、便秘を防ぎ、体調を改善することができるでしょう。

油物や肉料理の脂肪分の多い食事をとる場合は、緑野菜・酢の物・海藻料理も一緒に食べて、胃もたれを防ぎ、消化吸収を助ける組み合わせの食事をとりましょう。人間は代謝機能の働きが悪いと、便秘になりがちです。食物繊維の多い物を摂取しましょう。ワカメ・昆布・寒天・とろろ昆布・コンニャク・きのこ類・ゴボウ・ハス・モヤシ・竹の子・豆類などに食物繊維が多く含まれています。

内臓を元気にする日常生活の見直しから始めてみましょう。昔から、便秘は万病の元凶であると言われてきました。腸にガスが溜まり苦しい時は、納豆を食べてみましょう。納豆に含まれている納豆菌は、乳酸菌よりすぐれた整腸作用を持っています。納豆は、腸の働きを強め、美容や健康にも大変役立ちます。たんぱく質をとりすぎると、シミ・ソバカス・肌あれの原因になり、肥満や病気を発症する原因になります。

一日30品目を目標に、バランスのよい食事をする心がけが大切です。昔からいわれてきた腹八分目の食事、主食・主菜・副菜で、自分の活動量にあった食事量を考えて摂取することが大切です。

☆おなら

○腸の働きが活発な人は、発生するガスも多く、おならがよくでます。
○ご飯をぱくつく人も、空気を飲み込むことでゲップやおならがでやすいのです。
○お茶漬けサラサラは、特におならがでやすくなるもとです。
○サツマ芋を食べるとおならがでます。芋類には繊維質が多く、すじ（繊維質）の多い野菜を食べると、大腸にすじのカスが溜まり腸が活発に働きはじめてガスが発生しやすくなるのです。
○ジャガイモはすじが少ないのでオナラはでません。繊維質の多い食べ物には、サツマ芋・ゴボウ・キャベツ・セロリ・リンゴ・バナナ・竹の子などがあり、多く食べるとオナラがでやすいのでご注意を!!食べすぎ飲みすぎで胃液を薄くしないことです。腹八分目を守りましょう。
○動物食の摂取量が多く、繊維質や水分不足が生じると、便が腸内で腐敗することによって有毒ガスが生まれます。ガスのにおいが非常に臭い場合は、腸内に心配な状況があるのです。ガスや便をなるべく早く外に出すようにしましょう。

☆アルコール

昔から「お酒は百薬の長」といわれるように、お酒にはさまざまな薬理効果があります。上手に飲めば健康増進に役立ちます。ほどよいお酒は体を温め、こころよく酔わせ、眠りを誘い、疲労の回復を急がしてくれます。少量のお酒は、肉体疲労や疲労感がある場合に疲労を回復させ、栄養補給にもなります。アルコールは飲みすぎがなければ（適正適量）生活習慣病予防にもなります。

適量のアルコールは、食欲が進み開放感を感じ、ストレス発散（不安感をやわらげる）、リラックス効果にも役立ちます。胃液の分泌を盛んにし、胃の働きが活発になります。お酒によって、体内の燃焼が高まります。アルコールを上手に楽しみながら、ゆっくり飲む、お酒は食べながら飲む習慣をつけ、体の状態にあわせて飲むことが一番です。自分の体にあった酒量を知ることが肝心です。

お酒をほどほどにたしなめることは、家族円満な健やかな生活の幸福と財産に通じます。体にやさしいお母さんの手作り料理で、普段から健康な生活をおくることにつとめましょう。適度なお酒は、すばらしい安全食であり、家族の安心な食養生ともいえましょう。食生活についての日々の小さな積み重ねが、生活習慣病にも健康な生活にも関わってきます。なにげない一日も、かけがえのないものとなることです。

健康は、毎日の暮らしの中にあります。私も疲労感や農作業で労働した時は、夕食に日本酒をチビチビ（おちょこ一杯）食事といっしょにたしなみます。私の老化予防薬です。お酒は血管を拡張させて血行をよくし、血液や栄養分を体のすみずみまで行きわたらせてくれます。体中が温まり代謝がよくなることは、アルコール分が体内で燃えて燃焼率がよくなることです。食事が終わると同時に睡魔におそわれ三〇分ほど横たわりますと、みごとに元気を回復します。

自分の酒量と体調に合った飲み方が、体にやさしい良薬として役立ちます。お酒は緊張をほぐし、代謝機能もアップしてくれますので就寝時など眠れない時にも、少量の酒と砂糖のお湯割で飲みますと、ポカポカ体が温まりぐっすり眠れます。他にも眠れない時の方法としては、カフェインの入っていないもので、あったかいミルクやあったかい砂糖入り麦茶、あったかい甘酒など、温かい物をコップ一杯飲むことで眠気を促します。体内に入ったお酒の糖質が自律神経の働きを正常、活発にするからです。

［注意］緑茶・抹茶・コーヒー・紅茶にはカフェインが入っていますので、かえって眠れなくなります。お酒の利用法として、私は、台所で年中清酒を調理に使います。素材をやわらかくしたり、風味を出したり、魚や貝の生臭さを消してくれたりします。料理の下準備の時などとても重宝です。お酒と砂糖を使えば、みりんの役をしてくれます。

食事をお酒のお摘まみとしてともにとれば、肝臓にやさしい上手なお酒の飲み方です。日本酒に合う昔からの煮物・小魚・酢の物・味噌和え・野菜サラダ・青菜のお浸し・ゴマ和え・肉じゃが・おでん・芋類・お新香・焼のり・水ギョーザ・きんぴら・おはぎ・果物などは、繊維質が多く、よく噛んで食べることです。これらは肝臓への負担が少ないので、一緒にとることが望ましいのです。

お酒の二日酔い防止や肝臓を守るために昔から、お酒を飲んだあとには、シジミ汁を飲むとよいという言い伝えがあるように、シジミのみそ汁は養生食として知られているものです。お酒を飲んだ後の熱いみそ汁は、肝臓機能を助ける合理的な生活の知恵です。みそには解毒する働きがあります。

お酒はビタミンを消耗するので、胃に負担がかかります。カロリーを控えるためには、甘い物や鍋物、煮野菜などと一緒にとると、体にやさしく健康にもよいのです。

私の知人も、お酒のおつまみは甘い物の大福や洋かん・まんじゅう・ゼリー等で適量を守り、卒寿（九〇歳）のお年で健やかに円満に過ごされています。甘いものは血液への吸収が早く、即エネルギー源として使われます。疲れという、筋肉のエネルギー不足をすばやくやわらげる効果をもっています。

ただし、お仕事の帰りの晩酌は、お腹がすいている時間ですのでどうしても、揚げものやチーズ・ナッツ類のようなカロリーの高いものに偏りがちですからなるべく控えましょう。くれぐれも肝臓への悪影響にならないように、体にやさしい家庭の食事とともに飲む心がけが健康を守ります。ごく当たり前のことです。

お酒を飲むポイントは、飲む前に、固形物のお摘まみを最初に食べると胃腸への障害を防ぎ、悪酔いを防ぎます。実践するとわかります。実行しない人には、何を言っても解りません。二日酔いにはお水を多く飲んで、尿として排出することが一番の方法です。

甘酒を作る目安量

酒粕	水	酒粕	水
50g	200cc	300g	1,200cc
100g	400cc	350g	1,400cc
150g	600cc	400g	1,600cc
200g	800cc	450g	1,800cc
250g	1,000cc	500g	2,000cc

☆甘酒

甘酒は私の好物です。一年中酒粕を使った甘酒やおやつを作ります。甘酒は夏は冷やして飲み、冬場は温めて飲みます。みそ汁の中にも冬は酒粕を入れます。冷凍保存できる酒粕はとても便利です。アミノ酸が20種類も含まれている豊富なバランスで美肌効果が高く、体を元気に保ち体の疲れに効く酒粕は、昔から体によい人気ものです。

○お砂糖はお好みで入れてください。

○生姜のしぼり汁を入れると体が温まります。

○子どもやお年寄りには、牛乳を入れてもおいしく飲めます。

栄養素の働き

炭水化物・脂肪・たんぱく質は、三大栄養素です。油脂は、たんぱく質・炭水化物に比べて、高エネルギーですが、胃にとどまる時間が長いため、適量を守れば胃に負担をかけず、腹もちのよい食になります。体に良い質の栄養素を考えてとりましょう。季節の自然な素材を活かす、実践と手間こそが最大のごちそうです。

脂肪やたんぱく質の多い食膳には、酢の物や繊維質の多いきのこ類・海藻類などの料理の工夫をしましょう。人間の体は、必要以上にとると体内に蓄えられ、病気のもとになります。内臓への負担を考えて「腹八分目」の食事を心がけましょう。

海藻や葉緑素の多い野菜はお腹によく、すっきり感の排泄を促し、胃や腸を活発化してくれます。食物繊維は、体の中の不要な物を外に出してくれる役目をします。きのこ類や海藻類を使ったおかずの煮物や、みそ汁・サラダ・おやつ等、料理の工夫をしましょう。食酢や梅、レモンなどの酸味の柑橘類は、唾液や胃液の分泌を促します。酢酸は、油の消化に必要な助っ人の調味料です。健康な生活術は、コツコツと積み重ねる手間を惜しまないこと、次々にうかぶアイデァーに発見がある原動力となります。

人間が口の中に入った食べものをよく噛むことは、食べものと唾液が混ざり合い、胃腸の消化吸収を助ける役目をします。物を噛むということは、あごの発達や歯並びをよくすると昔からの言い伝え体の中に入った食べ物の蛋白質、脂肪、炭水化物の三大栄養素が燃焼にまわされます。過食や脂肪、蛋白質の取過ぎは成人病、高血圧にかかわってしまう。

<table>
<tr><th colspan="2">炭水化物</th><th>たんぱく質</th><th>ビタミン、ミネラル</th></tr>
<tr><td colspan="2" rowspan="2">穀類（ご飯、餅、パン、そば、玄米）
芋類（サツマイモ、里芋、ジャガイモ、山芋、こんにゃく）
麺類（うどん、中華めん、スパゲティ）</td><td rowspan="4">豆製品（味噌、納豆、小豆、豆腐、油揚げ、がんもどき、きな粉、おから、落花生、枝豆、エンドウ、インゲン、ゴマ、卵）
魚介類（マグロ、アジ、切身、タラコ、ウナギ、サバ、サンマ、カキ、サザエ、ホタテ、エビ、カニ、タコ、イカ、アサリ、シジミ、ハマグリ、クジラ、イルカ）
肉類（牛肉、豚肉、鶏肉、焼豚、ハム、ソーセージ）
加工食品（ちくわ、かまぼこ、半ペン、練り物、缶詰、牛乳、ミルク、ヤクルト、ヨーグルト、プリン）</td><td>根菜類、葉菜類、花菜類、きのこ類、果物類、海藻類</td></tr>
<tr><td rowspan="3">大根、人参、青シソ、パセリ、トウガラシの葉、抹茶、つるむらさき、あした葉、春菊、ニラ、小松菜、菜の花、大根葉、あさつき、ブロッコリー、ネギ、オクラ、ニンニク、玉葱、カリフラワー、白菜、キャベツ、ホウレン草、芽キャベツ、カボチャ、アスパラガス、ピーマン、イチゴ、トマト、柿、キンカン、ユズ、ナシ、ブドウ、リンゴ、バナナ、寒天、ヒジキ、ワカメ、昆布、アラメ、ノリ、木クラゲ、干シイタケ、シメジ、エノキ</td></tr>
<tr><td>甘味料</td><td>脂肪</td></tr>
<tr><td>砂糖、黒砂糖、ハチミツ、メープルシロップ、ジャム
菓子類、水あめ</td><td>植物油、バター、ラード、チーズ、牛乳、マーガリン、ドレッシング、マヨネーズ、ゴマ、みりん</td></tr>
<tr><td colspan="2">体を動かす源動力です。主に熱や力の元になる。激しい運動、疲れたときには甘い物は即効性があります。</td><td>血や肉の元となる。筋肉、内臓、血液などの体の組織を作る。</td><td>体の調子を整える。お腹の老廃物を一掃する役目の食物繊維。新陳代謝を高める海藻。寒い冬こそ、ビタミン補給。</td></tr>
<tr><td colspan="2">脂肪は取りすぎると肥満、生活習慣病、高脂血症につながります。</td><td>取りすぎると肝臓に負担がかかります。</td><td>少量でよいのですが毎日とります、体内を円滑にする潤滑油的な働きをする。</td></tr>
</table>

があると同時に、噛むことの刺激が大脳に伝わり、脳の活性化や発達を助けます。噛みごたえのある物ほど唾液の分泌量が多く歯を予防する役割と、噛むことで満腹感を味わえて腹八分目を守り、多食を防ぎます。よく噛む習慣が丈夫な歯をつくり、噛む食事は歯を自然にきれいにする根菜類や繊維性の食品を摂り歯茎の血行をよくし、歯垢をこすり取り、歯の汚れをきれいにし、噛むことで歯がきれいに保てます。噛むことで歯がきれいに保て、健康も保つのです。よく噛むことの必要性を知ることが大事です。

①赤ちゃん時によだれがたくさん出ますが、大きくなると、よだれが出なくなります。顔・口・あごの筋肉が発達して、唾液を飲み込むことが上手になるからです。幼い頃からのよく噛む躾が健康な体をつくります。

②人間は不安になると、虫歯になりやすくなります。人間は心配事があると自然に食欲が無くなり、唾液の分泌量が少なくなるからです。唾液は噛むことで多くでるようになります。

③やわらかなインスタント食品、加工食品は歯につきやすく、虫歯の原因にもなります。甘いジュースや菓子もとりすぎに注意です。体に良い食べものは、歯と歯茎も健康にします。丈夫な歯をつくる根菜類には、繊維質が多く含まれ、歯の発育に必要な栄養素のカルシウムも含まれており、丈夫な歯の健康を守ります。

よく噛むということは、食べ物を咀嚼し胃腸の負担を軽くする以外に、唾液に含まれている酵素の働きによって、食べものを分解するという重要な意味を持っています。人間は正しい食物をとったとしても食べ過ぎ、飲みすぎをしては、やはり悪い結果がでてしまいます。食べものの量は人により異なりますが、健康状態によっても必要量は変わります。運動などで使っただけの栄養をとり、腹八分目をよく噛んで食べ、吸収した栄養を全部使って、カスをすべて排泄することが健康的な食べ方です。

健康と栄養素

☆たんぱく質

たんぱく質は、人間の体をつくる栄養素です。筋肉・臓器・血液などの体の組織をつくる重要な栄養素です。肉・魚・卵・乳製品などの動物性食品に豊富です。大豆・大豆製品・魚にも豊富ですが、多食すると病気をつくります。高血圧の方は、大豆よりも魚を勧めます。私は牛乳よりも魚を食べます。たんぱく質の過剰は血栓を作ります。魚は、焼いても、煮ても、生でも、栄養価は変わらず得られます。たんぱく質のとりすぎは脂肪のとりすぎにもつながります。たんぱく質の多い食品は、牛豚鶏肉・魚介類・乳製品・卵・豆製品等です。昔から肉を食べるときは、野菜も同量とることでバランスを整えました。

おかずの多い食事よりも、主食のご飯を優先した満腹感と、腹持ちの良いことと、水で炊く安全食であり自然の恵みであるごはんは、日本の伝統食です。

肉類を食べると体が温まります。豚肉にはビタミンB1が豊富です。沖縄では、豚肉料理で長寿者が多く、とても上手に調理をしています。昆布と一緒に煮たり、野菜たっぷりで炒めたり、煮込み料理としては豚汁・鍋料理・スープなどがあります。豚肉は、糖質の代謝を促進、神経系統や脳に作用します。私は、食物繊維たっぷりの野菜といっしょに豚肉をよく食べます。

牛肉のもも肉は、ワインか酢につけてから料理すると、肉がやわらかくなって消化吸収がとてもよくおいしく食べられます。すき焼きには、牛の肩肉が向いています。旨み成分たっぷりで脂肪も少なく、野菜を使って不足の栄養素も補えます。牛肉のヒレ肉は、低脂肪でステーキに適しています。焼くときは、植物油で焼きます。元気な腸を大切に保つために、食事内容を考えて、バランスのよい食事をしましょう。

大豆は、節分の日「豆まき」に多く使われます。黒大豆は、お正月のおせち料理につきものです。まめで達者で生きられるようにと、昔から願いが込められています。大豆は、食品の王様で、昔から五穀（米・麦・きび・あわ・豆）に数えられていて、畑の肉といわれるほど日本人の重要なたんぱく源です。体の調子を整え、脳の情報伝達をよくし、集中力・記憶力・学習能力を向上させてくれます。

昔は肉食の習慣のなかった日本人には、米飯を主食にすることで、大豆はとても重要でした。米と豆はとても組み合わせがよいのです。白米食には、食物繊維が少なく、豆類は、その欠点を補う組み合わせです。

☆栄養素の働きを助けるビタミンB1など

ビタミンB1の発見者である鈴木梅太郎博士は、ビタミンを玄米から発見しました。脚気の予防に大切なビタミンB1は、玄米には含まれていますが、白米にはあまり含まれていません。玄米から米糠をとったのが白米です（表）。白米を主食にするには、B1も一緒にとる工夫が必要です。

ビタミンB1には脳や神経機能を正常に保つ働きがあります。B1は少量でよいのですがご飯と一緒にとると、代謝をサポートし体の調子を整えます。いつもうとうと眠っているような人は、ビタミンB1不足です。ビタミンB1不足の脚気からくる「むくみ」には、ニンニクが効きます。代謝を高めて体の疲れをとり元気にします。ビタミンB1やEが多いニンニク・生姜を料理に活用しましょう。ワケギや青シソは肉料理に使いましょう。

ビタミンB1が不足すると、疲労感・懈怠感・イライラ・手足のしびれ・記憶力の低下・夏バテなどの症状がでます。大豆の五目煮を作って食べましょう。ビタミンEは、ビタミンCを多く含む食物と一緒にとると効果的です。体の潤滑油の役目をするミネラルやビタミンは、体づくりに重要な栄養素です。微量でよいので毎食食べるようにしたいものです。

私は、脳神経の働きを活発にするご飯とイワシの丸干し、小魚（煮干の粉末）を心がけてとります。緑黄野菜とゴマとだし粉とポン酢の組み合わせはとてもよいものです。海藻類や豆類、食物繊維質を多く含んでいる野菜・納豆・シラス・ジャコなどをバランスよく摂取しましょう。

☆魚の調理法

新鮮な旬の野菜は、煮る・焼く・蒸す・揚げるなどで丸ごと食べる理想的な献立を作ります。魚の脂には、血液サラサラ成分が多く、余分な血の固まりを溶かす働きで健康的な体をつくる効果があります。お肉よりも魚を多めにとることが肝要です。

①サバのみそ煮：四月頃のサバには、卵もあり脂もあります。サバのみそ煮はとてもおいしいものです。生姜と八丁みそ、しょうゆとお酒とハチミツを少々加

ビタミンE	ひまわり油、アーモンド、ゴマ、コーン油、落花生、イクラ 西洋カボチャ、ウナギ、卵 緑黄色野菜、種実類に多い。	ビタミンB1	レバー、ニンニク、ゴマ、豚肉、そば、納豆、枝豆、豆類、タラコ、ウナギ、ボンレスハム、オクラ、モロヘイヤ、アスパラガス、ライ麦パン、穀物の胚芽に多く含まれます。 玄米や胚芽米、金粒粉パンです。

えて煮含めます。秋サバは一〇月からが旬です。寒いときには、煮つけがよいですが、サバは揚げたり、焼いたり、シメサバ、みりん干しにしたりなどで、昔から食べられております。サバを焼く時には、サバを三枚におろして、お酒につけます。お酒につけることで、ふっくら焼き上がり、照りとこげがうまくつき、おいしく焼き上がります。

②マグロの血合いのおいしい食べ方は、すじのない所を一口サイズに切り、味噌をからめてから焼きます。焼き上がりにゴマときざみネギを一緒に混ぜ合わせて、ご飯と食べます。血合いのところは、天ぷらにするとよいです。スジがやわらかくとけるので、おいしく食べられます。マグロの血合いは、価格的に安く、とても栄養価のある食材です。

※注意＝血合いにはニンニクは使いません。臭味が強くなるのでおいしくない。

③寒い冬場には、イルカ肉も大いに利用しましょう。

④寒い時期には、鍋料理にもたっぷり魚を利用することです。魚も旬のものを食べましょう。魚はうろこがキラキラ光っている背の青い魚を食べましょう。

⑤ポン酢醤油、酢醤油、クエン酸醤油は、油臭さを消す調味料です。

⑥昔から、寒い時期である節分（二月三日）にイワシを食べ血液をサラサラにして、脳を活性化させ、無病息災を願う先人の知恵は、意味の深い風習のひとつです。

お年を重ねるほど節分豆を食べて、動脈硬化を予防する大豆で寒さを乗り切る節分には、そば・イワシ・豆、・巻き寿司（恵方巻）など、現代風のアレンジを加えた料理で、「福は内」と縁起のよいおいしい開運料理を工夫して運を開きましょう。春の訪れに、身体の備えに由来した生き方で、体の機能に対して、余計な負担をかけずに四季をよりきめ細かく分けて、「二十四節気」に合わせた暮らしは意味深いものです。

季節感を暮らしの中に取り入れる生活「自然な働き」こそ、健康体をつくる基本です。

☆コレステロール

高脂血症と言われたら、食事を見直すべきです。血液中のコレステロールや中性脂肪が高い状態を高脂血症といいます。食べ過ぎ、飲みすぎの肥満過食、運動不足、飲酒などを改め、コレステロールの多い食品（乳製品・肉の脂身・スナック菓子・洋菓子）などを控えめにして、肉より魚を食べ、食物繊維質を多く含む食材を食べるように心がけ、腸内環境を整えましょう。

加齢とともに、内臓機能がしっかり働いてくれないと処理能力が悪くなって、分解しきれないものが血管壁に残りますと、血管の細胞は硬くなり病気を発生します。

ご飯をしっかりと食べることです。おかずは、繊維質の多い食品、緑の野菜、きのこ類、海藻類、コンニャクの料理などを食卓に加えるようにしましょう。コレステロールは、血液のなかで基準量より増えすぎると血管壁に沈着します。余分なコレステロールを外に出す体づくりをして、機能強化につとめ、血中のコレステロール値を高める食べ物を控えることが望ましいのです。たんぱく質や脂肪のとりすぎが悪影響を及ぼしかねませんので、肉類・牛乳・大豆などの食べすぎには要注意です。

血液を掃除する力が弱いと、高血圧が慢性化したり、動脈硬化になってしまいがちです。体の血管を掃除することは、脂肪の燃えカスを外にしっかり出すことです。出す力が弱い人は、代謝活動ができていないのです。代謝を活発にする内臓機能を低下させないことです。体の機能を正常にするのはご飯です。食が細くて虚弱体質の人は、毎食の食事から改めましょう。胃腸が弱くて太れない人は、油料理を消化する力が弱いため、胸焼けをおこします。

野菜や穀物に多い食物繊維は消化されることもなく、無駄な食べ物のように見えますが、排泄物のかさを高め保つという大切な役割を果たしています。野菜類や昆布などの海藻に多く含まれている粘液質や寒天質は消化されませんが胃壁を保護したり、腸内の排泄物に適度な水分を保持させるという働きがあり、食べ物の中に含まれていなければならないものです。毎日の生活を、もう一度見つめ直すことから始めましょう。それは体にとって、負担にならないでんぷん質です。昔から食べ続けている先人の教えは、私たちの体に大切な食べ物ばかりです。穀類・野菜・海藻・きのこ類・豆類は、意識してとりたいものです。食事の原則は少量多種（一日30種の素材）を摂取します。

昔の人の知恵と伝統食を見直すことです。

本当に健康な体は睡眠中に体内のお掃除が全部終了し、朝食によって便意を促します。ご飯はしっかりとること、食べ物の固形物をとることは、消化機能や排泄機能をよくすることです。

コレステロールを下げるには、腹八分目を守り、乳製品を控えることが一番です。食物繊維はコレステロールや脂肪を防ぐ心強い味方です。体に悪いものを腸でくいとめる役目をするのが繊維質です。棒寒天料理・海藻類・切干大根・ゴボウ・竹の子・玉葱・レタス・きのこ類・緑の野菜などに多い繊維質の働きで、不必要なものを体の外に排泄する大切な営みをしてくれます。正しい食事によって、体の機能を整え、胃や腸、その他の器官がきちんと働くようにしましょう。ご飯をしっかり食べることから改めましょう。食物繊維の多い野菜・果物には、コレステロールの排泄を促してくれる働きがあります。人間が生命活動を維持するうえで最も無駄がなく体に余分な負担をかけないご飯をしっかり摂取して、内臓機能を整える体の代謝を悪くするような食品は取らないことです。

口当たりのよい加工食品は、体への吸収がよく食べすぎることと、内臓機能の働きを弱め悪くする乳製品や脂肪の多すぎるものは代謝を悪く鈍くしてしまいます。ご自分の活動量に従って体内の代謝機能を正常にすることを第一に考えて、健康をとり戻しましょう。

☆揚げものに一品

植物性油で揚げる揚げものは、ゴマ脂・ヒマワリ油・ベニハナ油・シソ油・エゴマ油があります。油で炒めるなどの料理にも使いますが、私は魚の血合い部分のスジの所を天ぷらに揚げます。スジは柔らかく解けておいしく食べられます。魚の血合いの部分は一口サイズに切り、味噌をからめてから焼きます。器にゴマときざみネギを盛って、まぶして食べます。栄養の多い血合いは、ドンドン料理に使いましょう。血合いを煮る時には、みそとお酒を使います。臭みを消し、煮物のコクを出します。生姜の千切りや梅干も使います。

揚げ物と一緒にとる食べ物は、野菜をたっぷりいただきます。野菜の食物繊維には、整腸作用と便秘予防の効果があります。消化不良を助けるキャベツは、内臓を丈夫に調えてくれます。消化酵素のジアスターゼやアミラーゼを豊富に含む大根おろしやクエン酸やビタミンCを豊富に含むトマトは、体内の疲労回復に役立ち、体調を調えます。揚げ物に添えてある果物や野菜は、消化吸収をよくする力がありますので、積極的に食べましょう。

昔から「トマトのある家に胃病なし」「トマトが赤くなると医者が青くなる」の諺があるように、トマトを食べる人は病気にかからないというほどの健康野菜です。血液を浄化する効果もあります。揚げ物にはみそ汁とアサリ・シジミ汁を加え、肝機能の疲労を回復させます。私は、昔からの言い伝え、「トウガン汁・青シソ汁・ニラ汁は毒を払う」にそって、食べてきました。

パセリは栄養豊富なスーパー野菜です。大いに活用しましょう。大根おろしは油の分解を助け、胃の負担を和らげ、消化を助けます。揚げ物やサンマなどの付け合わせに必ず使われていますので、ぜひ一緒に食べましょう。キャベツ・レタス・カイワレ大根も、同じ役目を果たします。食物繊維質の多い海藻類は酢の物に、根菜類やきのこ類は煮物にと、積極的に取り入れて栄養のバランスを図りましょう。海藻の繊維質は、高脂肪食によって便通が悪くなるのを阻止する役目をしてくれます。

海藻サラダなどの組み合わせはとても合理的です。揚げ物の付け合せに、ホウレン草のおひたしや酢の物、ポテトサラダはつきものでした。昔から、ホウレン草はおひたしにしてカツオ節をまぶして食べることと、ゴマ和えは、ホウレン草の中に含まれているカルシウムの吸収をよくするためのひと工夫であり、理にかなっています。天ぷらを揚げる時には、野菜から先に揚げて魚介肉は後に揚げるようにすると、油がにごらず素材の味が活きます。サバ・イカ・ニンニク・サンマなどはカレー揚げにすると、おいしくて人気があります。

○レンコンのハサミ揚げには、梅干をつぶして、ミンチと混ぜてはさんで揚げます。

○大根が余ったら他の野菜と合わせて揚げます。甘味がでます。

○玉葱は水分が多いので串揚げや、つまようじで止めて油に投じますと早く揚がります。

○玉葱は油もの料理には必ず使いましょう。玉葱は脂肪からできる血栓を抑えてくれる作用をする栄養素を含んでいます。香辛料は料理を美味しくしてくれます。

○揚げ物や肉類や脂肪分が多い食事には、海藻類・きのこ類などの繊維質が多い食品を一緒に食べる工夫をしましょう。繊維質の働きにより、高脂肪の弊害を抑えます。

○酢の物やビタミンCの果物には、油の味をよくし、油の消化に役立つ成分が含まれています。また、過酸化脂質を減らす効果があります。酢には病気を防ぐ効果もあり、ビタミンCは、免疫力を強めて風邪などを予防し、疲労を回復させ、貧血を防ぐ働きをしてくれます。酢料理を一品加えることで油のしつこさをやわらげてさっぱりと食べられ、ミネラルやエネルギー源の補給を助けるのです。

○揚げ物に添えるキャベツの千切りは栄養素の消化吸収を助け、消化不足のむかつきを防ぐ働きをします。パセリも同様です。トマトは脂肪の消化を助け、胃の負担を軽くします。血液を浄化する効力や動脈硬化を予防するためにも有効です。

○付け合わせの野菜・果物は、脂肪過剰を防ぎ、脂肪の消化を助けます。また、腸の働きを整えるなど体によいことばかりなのでたっぷり食べましょう。大根おろしもたっぷり使い、ゴボウも酢ゴボウやサラダや汁物などに使い、腸の働きを整える食物繊維の多い野菜をしっかり食べましょう。大昔から、生活循環の中に自然を取り入れ、食生活に活かす季節の食材こそ、体の中から健康を守る生活の知恵として賢い先人は知っていて、体の調子を整えていたのです。

風邪予防

風邪には、寒さが原因のかぜと、流行性感冒（インフルエンザ）があります。

①寒さが原因の風邪は、寒いということは、血管を収縮させてしまうので体調に触ってよくないために発症するのです。体が衰弱したり体がひどく冷えたりすると、体の中の血管は、血液の輸送路をせばめてしまうので血液の流れが悪くなって、栄養はスムーズに全身の細胞に行き着きません。血

液の流れが悪いと体はだるく、手・足がしびれたりの症状がでます。

②風邪が重くならないうちに体を温かくして体を休め、体力の回復を図ることです。体を温めると血管も拡張し、血液の流れも良くなります。

全身の細胞に酸素と栄養分を運び、老廃物を外に出す重要な役割を果たしてくれる血管をいつまでも元気で若く保ち、血液の流れも順調で、十分な酸素と栄養分を全身の細胞に送り届けます。

③インフルエンザは、空気感染の風邪が原因です。空気中に浮かんでいるウイルスは、呼吸するかぎり一緒に体の中に吸入され、ウイルスによって起こるかぜも、早いうちのうがい予防が有効です。くしゃみ・鼻水・のどの痛み・咳・発熱など症状もさまざまです。正しい治療を受けましょう。

昔は、外出後は必ず手を洗い、うがいをする習慣を躾たものです。鼻・口からのいろいろな種類のウイルスの侵入を防ぐ、うがいは天上が見えるくらい首を曲げて、のどの奥まできれいにガラガラと三秒くらい、コップ一杯分はすることが風邪予防の基本でした。昔から言われてきた風邪を寄せ付けない基本は、休養・保温・栄養・うがいが一番の予防策でした。

鼻水が出ることは、体が冷えているサインです。背中（背骨）と足をカバーすることです。昔はポンチョを着用し、保護したものです。体を温めることが先決です。冬の寒さから体を守るためには、脂肪分を多めにとり、ご飯をしっかり食べ、体を温める工夫をすることです。

風邪かな?の初期症状には昔から、保存のきく砂糖キンカンやくず湯、ネギ味噌湯、梅干のハチミツ湯、ユズや生姜の絞り汁に黒砂糖・ハチミツ・砂糖を加えた熱いお湯を注ぎ飲むと、体が温まり、体力を回復する早めの対策となります。

果物がない時は、缶詰・野菜ジュース・ジャムなどを利用して、ホットドリンクとして、風邪予防に心がけます。私には幼い頃、母がよく、くず湯を作ってくれました。今でも体が不調な時は、くず湯を飲みますと元気になります。体が温まり、健胃効果もあります。自分の体調に合った方法をとりいれると、体が一番喜びます。

食事でも、風邪の予防に大切な栄養面を考えましょう。風邪気味の時には、昔から、ニラ雑炊やニラたっぷりのみそ汁で体を温めたり、ユズのハチミツ漬けで元気になると、風邪をよせつけないというのが、昔からの知恵でした。昔はキンカンあめを喜んで食べました。風邪の予防には効果があります。現在は、キンカンを煮つめて甘露煮を作って常用しますと風邪予防にもなり、美容にもよいものなので、手作りすることをお勧めします。ユズ・レモン・梅・キンカンなどの果物には、体内に溜まっている毒素をきれいに掃除して排泄する働きがあります。

無農薬のものを使いましょう。作り方は、

①キンカンは、きれいに洗い、ヘタを深目に切りとり（エキスが出やすいために）ます。

②キンカンが泳げるくらい水を入れます。煮つめます。好みで砂糖を加えてグラグラ煮ますとやわらかくなります。色があめ色になったら出来上がりです。容器に保管して食べます。

風邪をひいた時や下痢の時には、「おかゆ」が一番です。おかゆは下痢を止め、脱水状態に対して、水分の補給となり、便の量も減少させます。他に野菜スープ・みそ汁・雑炊・煮うどん・お粥などを工夫するとよいでしょう。風邪で熱が出ると体も弱まり、体もだるくなります。体温の上昇、発汗などで水分や塩分・ビタミンも失われます。

のど越しがよく消化もよくて、栄養のあるものをとりましょう。プリン・芋類・豆類などとヨーグルト・ゼリー・くず湯・あんかけ豆腐・半熟卵・シチュー・冷たい番茶・麦茶・果汁・スープ・スポーツ飲料なども考えて摂取しましょう。昔は麦がゆおじや（雑炊）は消化がよくて食物繊維が多く含まれており、胃腸を守るためにも喜ばれる精のつく食べ物でした。

果物は、酸味が多く、生で食べられるので野菜のように加熱によって失われるものもなく、栄養をそのままとることができます。ビタミンCが不足すると、風邪をひきやすい体になります。脂肪も、寒い時期は多めにとりましょう。

消化がよく身体の中から温めてくれるものを食し、水分補給も忘れないようにしましょう。寒さによる抵抗力の低下や乾燥と寒冷の環境で、冬になるとウイルスが繁殖しやすくなります。疲労で体力が落ち、抵抗力がないと感染しやすくなります。ビタミンCを積極的にとり、免疫力を高めましょう。

①リンゴは、風邪だけではなく便秘や下痢にも効きます。
②レモンと生姜のしぼり汁にハチミツや砂糖を入れて飲みますと、立派な栄養補給になります。
③生姜の古根をすりおろして、ハチミツとお湯で生姜湯を作ります。殺菌力や発汗作用が強く、体が温まります。
④ミカンやイチゴなどを絞って、砂糖とお湯で作るホットドリンクも効果があります。
⑤お茶に梅干と砂糖を入れて私は飲みます。黒砂糖と熱湯を注いで飲みますと、ミネラルが多く、体は温まり、回復力が早いです。
⑥ニラ雑炊、ニラかきたま汁も体を温め胃腸を丈夫にしてくれます。
⑦玉葱を薄く切り、生姜をおろし、みそと熱湯を加えて飲みます。体が温まります。
⑧緑野菜をとりますと、皮膚や粘膜を正常化させる働きがあります。
⑨冬の寒い時期は脂肪分を多めにとりましょう。脂肪の少ない食事は腹持ちが悪く、空腹が長く続く

と体が冷え、風邪をひきやすくするだけです。

⑩ミルク・バター・牛乳・生クリーム・ハチミツ・砂糖・ヨーグルト等でカロリー補給をし、十分休養をとって、体力の回復をはかります。

⑪体調のすぐれない時ほど、消化のよい食べ物で一日も早く元気を取り戻すことです。

⑫レモン・イチゴ・オレンジ・リンゴ・ユズ・キンカン・桃・グレープフルーツ・パイナップル・サツマ芋は、寒さや暑さに対して、抵抗力をつけます。※うがいは夏は水で、冬はぬるま湯でします。

⑬うがいは繰り返して行うことです。子どもの頃から習慣とし、外から帰った時は、手を洗ってうがいをすることは当たり前という習慣を身につけるようにしましょう。正しい習慣が大病を防ぎます。

⑭お茶でうがいをすると、菌の繁殖を防ぎます。ペットボトルに濃い目のお茶をいれ、使用する時にお湯を加えてうがい用のお茶を作ると便利です。

⑮私はのどや歯肉がおかしい時には、クエン酸でうがいをしますとすぐ治まります。

⑯私は風邪気味の時には、普段より熱い温度のお風呂に入ります。体を温めると免疫力が高まり、血液の流れがよくなります。汗がにじみ出るまで温まりますと大事にならずにすみます。血行をよくすることで早く治ります。

⑰風邪の時は、甘味のあるものや柔らかく煮た物、のどの通りの良い物をとります。

昔から油断大敵といいます。ちょっとした気のゆるみから思いがけない大病につながる元にもなりかねません。夏に引く風邪は自律神経の働きが落ちていることで治りにくく、長引きやすいといいます。食事を重視し病気を寄せ付けない体づくりをすることです。規則正しい生活が体を強く鍛えます。

☆ジャム作り

私は季節の果物や野菜で作ります。イチゴ・ユズ・梅・人参・リンゴ・キウイ・イチヂク・山桃・ゴーヤ・ゴマ・バナナで作ります。

◎ジャム作りのポイントは、大きな鍋で作ること。短時間で出来上がります。

※ジャム作りの砂糖の量は、果実の半量を目安に加減します。季節の果物や野菜で作り、家族の健康を守り、味と色あいを楽しむ感激もあり、出来上がった満足感もとても大きくよい気分です。

◎腐敗を防ぐ砂糖は、砂糖が多いほど保存はきくことになります。

◎長期保存の目安として、果物の正味の目方と同量の砂糖で作ります。

◎常時用ならば果物の目方の１／３くらいの砂糖で作るとサラリとした味になります。

◎ジャムは火にかかっている間、こげないように木しゃもじでまんべんなく混ぜます。

◎味つけの砂糖は２回くらいに分けて入れます。アクが出ますのですくいとります。

◎容器やビンには、出来上がった「ジャム」を熱いうちにつめます。熱がさめてからフタをします。

◎出来上がりがあまりにゆるい時には、ハチミツか水あめを加えると早くできます。

◎梅や山桃は、煮とけた時点で一度ザルでこしますと、種と果肉が分離してきれいに仕上がります。

◎ユズは丸ごとミキサーにかけて作ります。

◎ゴーヤも半分は薄切りにします。あとはミキサーにかけて作ります。

◎ゴマはすりつぶしてハチミツと混ぜます。

◎夏のバナナはすぐ傷みますのでジャムやおまんじゅうに使います。

バナナは皮をむき、適当に切り砂糖（粉）と一緒に煮つめます。ゼリー状になるまで木しゃもじでよくかき混ぜます。ハチミツを加えて自分の味にします。早めに食べましょう。
◎人参は一度ゆでます。五月頃に新しい人参が出回りますと農家でもちょうどおろ抜き時期にかかり頂戴することがありますのでジャムを作ります。ミキサーですりつぶして使います。同様です。
◎ゴーヤは透明感がでてきたら出来上がりです。

☆ゴマ

昔から食べる薬として知られ親しまれてきた、貴重な食材です。現在では、生活習慣病予防に役立つ人気の健康食品です。香りもよく、ゴマあえ、酢の物、きんぴら、ゴマ味噌、ふりかけなど。血管が丈夫になり、末梢の血行がよくなる特長があります。油は自然のままの形で搾るとよいのです。

昔から「開けゴマ」というほど胡麻には、不思議な力が多く、生家ではゴマを栽培していました。胡麻は、ビタミンAとの相性がよく、使い勝手が多く栄養のある種子です。内臓機能を高める老化防止、成人病予防、肝臓の働きをよくします。ゴマを常食すると、一日に大さじ1～2杯（活動量により加減する）食べると朝の目ざめがよく、すっきりします。二日酔いにも効果があります。

昔からゴマを作っていた私の生家では、ゴマパワーと香りは、料理の引き立て役として利用してきました。植物性油は贈答品としても大変役立っており喜ばれます。古来からの精進料理としての長寿食としても知られるゴマです。

主食の白米食にゴマと野菜とのりと梅干和えは、バランスのよい簡単メニューです。昔からゴマには、効能が多く知られておりました。脂肪が多くて、抜け毛や白髪防止のためにとても貴重でした。現在はゴマはとても人気で、生活習慣病の予防や治療にもとても役立つ強壮剤です。

ゴマは生のままでは使えません。必ず煎って使います。私はゴマクッキー・ゴマまんじゅう・ゴマ蒸しパンなどに使います。昔は、油も自然からとる工夫をしてきました。クルミ・カヤ・ヌカ（糠）・ゴマ・きな粉・アーモンド・ピーナッツ・トウモロコシ・ヒマワリの実・松の実などから搾り、末梢血行の改善と若々しさをサポートしてくれるビタミンＥが豊富です。日頃からストレスを感じたり、ハリとツヤが気になり、つっぱりやごわつきを感じると、オリーブ油・ハチミツなども有効です。

塩分と酢の効用

☆塩分と酢

現代人はおかずが多く、減塩が課題となっています。主食なしのおかずの摂取過多は、カロリーの摂りすぎで病気を作る引き金になります。私たちは身体を維持し、働くためには、一日30種類の食品「五大栄養素」をバランスよく体内にとり入れることを厚生省では提唱しています。おかずは栄養バランスを考え、少量多種類を摂ることが大切です。

乳製品や油っこいものを食べ続けるとバランスを崩し、体の機能が衰えてしまいます。油類や肉類のとりすぎは内臓に負担をかける不健康な食事です。自分の都合や偏食をしないように子どもの頃から親としての自覚をわきまえた躾が大切です。成長とともに積み重ねるあたりまえの食生活を身につけることです。

人間は性別・年齢・体格・活動量などから、健康状態によって一日の必要量が異なります。私は一日の塩分量は、自分の体重から換算します。身体10㎏につき、１ｇが目安量です。

塩分の換算例は

体重が60kgの人だと1日に6gとればよいことになります。

昔から一日の塩分は10g以下におさえてきましたが、理想的には7g前後がよいといわれております。若々しい血管を守るために、日常生活の自己管理が大切です。

○食事はよく噛んで食べる習慣をつけましょう。

○おかずは何品か組み合わせてとりましょう。

○うす味になれることです。

○素材を活かす工夫と新鮮な食材をとりましょう。

○だしをつくって、塩分・醤油・味噌は控えめに。

○料理は温かいうちに食べましょう。

○何の料理でも調味料を直接かけることは、とりすぎになりがちです。別皿にとり、つけて食べる工夫をしましょう。

○香味野菜や香辛料を活用しましょう。

香味野菜：セリ・三つ葉・ネギ・ニラ・ニンニク・玉葱・ノビル・山椒・春菊・生姜・エシャロット・青シソ・ワサビ・セロリ・パセリ・ミョウガなど、香辛料：七味カラシ・コショウなどを活用すれば、塩分控えめでもしっかり味付けができます。

○酸味のクエン酸を含む果物や酢は胃酸の分泌をよくするので消化を促し、胃腸の健康を守り、新陳代謝をよくしてくれます。

○食べすぎ、取りすぎはバランスを崩します。

○緑野菜・海藻類・きのこ類等は毎食とりたい食品です。
○自分のペースで適した運動をしましょう。
○発酵食品をとる工夫をしましょう。

お酢には、塩分を排出する力があります。お酢をよくとる人は健康で元気な人が多いです。お酢は成人病を予防することと、カルシウムを吸収する働きがあります。

誰もができることですが、自分の力で実行することが一番です。自分の体のことは自分自身が知る人間は、学ぶことに年をとりすぎているということはないのです。規則正しい生活が病気を寄せつけない体を保ちます。ちょっとした調理でも工夫をすれば減塩もできます。量の加減も手作りならできます。「食事の原則は少量多種」膳は、家族の満足度もあげます。

☆酢好きな人は健康体

私の健康パワーの源はクエン酸。酢酸は畑で実る果実から私流に作ります。ユズ・キンカン・レモン・梅・山桃・赤シソとラッキョウ漬け・梅干漬け、ジャム作りの作業は、年々歳々、続けていきます。季節にあった味と香りのさわやかさで寒い冬も、暑い夏も、自然の力をいっぱい体に取り込む、私なりの健康法です。クエン酸には、殺菌効果・整腸作用・老化防止・疲労回復などの効果もありますので、季節の果物に栄養価の高いハチミツ・黒砂糖・砂糖を加えて酸味を和らげるジュースやジャムを作ります。体を温め、肌荒れを防ぎ、冷え性・風邪・のど荒れにも効く強壮剤です。

「食は命なり」というように、毎日の食がしっかり消化吸収される体は元気で動けます。私の体は、栄養不足になると要求サインを出してくれます。昔から酢好きな人は健康体であるといわれるように、積極的に果物や酢を活用する工夫をします。身体が酸っぱいものを欲しがるときは、自然に体が正常な状態に戻そうと働いているサインなのです。

古代から柑橘類を健康食として、畑の畔や庭先で育て、毎年、実る楽しみがありました。日頃から酸味を料理に活用し、酢の摂り方にも工夫をして、体の疲れをとり、血液を正常に保つなどの自然治癒力を活発にして、健やかな毎日を過ごしましょう。小魚を酢漬けにしたり、海藻と酢の相性もよいので酢の和え物などは、昔から簡単に作ってきた人気のある健康メニューです。日本の食文化を支える食酢は、最古の調味料であり、健康飲料としても人気があります。減塩には酢が効果的です。

☆お酢の力

日本の料理の調味料「酢」のお陰で私は健康です。毎日の食事がおいしく病気知らずで毎日楽しく元気な生活を送っています。酢の効能は、例えば煮干を丸ごと酢漬けにすると軟らかくなります。煮干の酢漬けでカルシウムを補給し、忙しいときの私の妙薬です。

◎梅ドリンクは、「梅は三毒を断つ」といわれ、食べ物の毒、血の毒、水の毒から体を守ります。解毒、殺菌効果、血液浄化作用、肝臓・腎臓機能を高める役目をします。

作り方　①梅は洗い、竹ぐしでヘタをとります。水気をよくふいておきます。

②熱湯消毒した保存びんに梅・砂糖・米酢を入れて、蓋をする。

③砂糖を溶けやすくするために時には混ぜ合わせます。1ヵ月おきます。

④水や炭酸水で割って飲みます。

⑤梅は食べてもよいし、梅ジャムに利用してもよい。

◎家庭用ドリンクの作り方

水かお湯　２５０cc
リンゴ酢　大さじ１杯
ハチミツ、なければ砂糖でよい。好みでハチミツと砂糖を混ぜてもいいです。
※ハチミツは酸味をやわらげてくれます。

☆酢の活用法

皆さまもご存知のとおり、酢には、血液を浄化する作用があります。酢は調味料ですが健康食品でもあります。人類が作った最古の抗生物質とみなされているほどです。酢には強い殺菌力があって梅干より強く、防腐力があって食材・料理を保存したり、疲労回復やスタミナ増強の効果、肥満や成人病を予防する効果など、料理法によっていろいろな役割を果たす効能があることは知られています。そして昔から、酢をよくとる人には、健康で長生きの人が多いといわれてきた調味料です。

お酢の料理を食したり、お酢を飲用すると、細胞の新陳代謝を活発化します。また、内臓や血液の循環の活性化もすすめます。私は夏場では、ご飯を炊く時に酢を少量入れて〔お米一合（１５０ｇ）に酢小さじ１杯〕炊きます。酢に腐食作用を防ぐ力があるからです。

人間は年齢とともに内臓の働きが弱くなり、老化現象から代謝の不活発が生じますが、酢を料理に取り入れる昔からの知恵と工夫によって、代謝推進に効果があります。どこの家庭でも常備されている酢は、健康を維持・促進する基本的な調味料といえるでしょう。

酢洗い、酢しめ、酢漬けなどの調理法で、傷みやすい材料を腐食から守り、長もちさせる役割を果たします。生活の中でとても役に立つ、酢の上手な取り方や組み合わせによって、健康維持・増進のために大いに役立てられる安心な調味料・薬味料として、酢は、食生活に活用されてきました。

☆酢の効用

○酢は梅干・レモンと同様で、唾液や胃液の分泌を促し、消化を助け、食欲を増進させます。
○疲労のときに酢の物をとると、回復が早いです。
○肥満の原因である脂肪が体内に蓄積するのを酢が防いでくれます。玄米酢・りんご酢は、酸度の少ないお酢です。肉類や揚げ物などの時は、調理に酢を利用しましょう。
○酢を調理に使うことは減塩になります。サラダ・ギョウザ・シウマイ・鍋物・ムニエル・焼肉などに使いましょう。酢は、塩や醤油の使用を減らす役割をします。
○魚や肉料理に酢を使うと、脂のしつこさをやわらげます。煮干の酢漬けや、煮物に梅干や酢を加え骨までやわらかくして丸ごと食べるのは、昔からの生活の知恵です。
○お酢を体内に入れることで新陳代謝が活発になり、燃焼・排泄力が高まり、余分な脂肪がとれます。ワカメ・青ノリ・モズク・モヤシ・春雨・ハス・ゴボウ・コンニャクなどで酢料理を工夫しましょう。酢は、油の味をよくし、油の消化にたいへんよく働きます。酢は保存しやすく、物を腐りにくくし、身体にとても良い効果を与えます。
疲れ・肩こり・だるさなどに悩まされるのは、疲労物質のかたまりが体内に増えていることが大きな原因の一つです。代謝をスムーズに活発にする酢・クエン酸・リンゴ酢・天然醸造酢・梅干・スモモ・アンズや柑橘類を上手にとり入れる食事や、身体を動かす日常生活の習慣化が望まれます。

酢には、血液を浄化する作用がありますので、果物と酢を上手にとりましょう。酢には、消化吸収を高めたり、腸の働きを良くする効果もあります。酢は、体の酸化を防ぎ、体をサビつかせる活性酸素を除去したり、疲れのもとである酸性物質の蓄積を防いでくれます。よく使いよく動かす体は、エネルギーをしっかり消費し、内臓も働いてくれます。ご飯をしっかり食べて、おかずをいろいろにとれば、内臓機能もしっかり働き、代謝も活発化し、健康体になります。

肉・魚・卵を食べるときは、食物繊維や酢の物も十分とり、食材のバランスを考え工夫しましょう。私は体の調子が悪い時は、果物を摂取し、クエン酸に砂糖とお湯を加えて飲むと、元気になります。酢をとると、血液が澄み、血行がよくなり、体が軽く、快適に動き働けます。酢をとることでカルシウムの吸収をよくし、骨・歯も丈夫になり、体の疲れがなくなります。自然の力とともに生きる私の薬は食べ物です。体が必要になると、要求サインを出してくれます。とても便利な体です。

「酢をよくとる人には健康で長生きの人が多い」といわれるのも、生活の知恵から得た、日本古来から受け継がれていることです。人間は、体力以上のことをすると疲れるものです。疲れがたまると、肩がこったり血のめぐりが悪くなったり、体が固くなって、ドンドン悪化状態になったりして、病気の引き金になります。疲れが続くと、疲労物質である乳酸のために筋肉も硬くなり、血のめぐりが低下し、血液を酸性に傾けます。体にとって最悪です。

早めの対処法として、酢に砂糖とお湯を加えて飲み、体の疲れを軽減することです。私は、六月に梅ジュースと赤シソジュースを作ります。暑い夏に向け、食欲増進や熱中症予防にも効果があります。

◎酢の効能の一つとして、カルシウムが酢にとけることを活用し、魚の骨を酢漬けにするとやわらかくなって食べやすくなります。

酢は、食べ物の中のカルシウムの吸収をよくし、体の疲れをとります。また、シミを防ぎ、老化を防ぎます。さらに、悪玉コレステロールを減少させ、善玉コレステロールを増加させます。

酢はまた、ボケを防止し、脳細胞を活発化させます。食酢には、魚の生臭みを消す働きもあります。酢好きの人は肝機能の働きが活発です。夏には酢料理を大いに食べましょう。ラッキョウ漬け、梅干漬け、たくわん漬け、ぬか漬け・甘酒・酢みそ和え・酢の物・辛子味噌などを上手に工夫しましょう。

☆発酵食品の効用

人間は寒い冬場はどうしても脂肪分を多くとり、体を保護します。寒い冬場を乗り切るためには、発酵食品の味噌・漬物・甘酒などを上手に取り込む工夫をしてきました。寒くて眠れない時は、ネギみそ湯を飲んで休むとよいです。ネギの白い部分が多いと効きます。

腸の主役は、乳酸菌です。悪玉菌が増えると腸内が腐敗していき、免疫力が低下して毒素が体中をめぐり病気が発生します。腸の善玉菌を保つには、繊維質と乳酸菌が多く含まれている食品をしっかり食べ、腸まで届く乳酸菌食品・糠漬け・キムチ・味噌との組み合わせを上手にとることが大事です。

昔の人は生活の知恵として、手作りの漬け物で毎日りっぱに家族を守ってきました。漬け物には腸を洗い流す効果があり、油ものの食事などには、漬け物と一緒に食べる食物繊維の力が体を守ります。

仕事をしていた日々は、ご飯がおいしくてお替りするほど食べて、家業のお手伝いに精を出したものです。体力も栄養バランスも、自然によい習慣を養う日常生活でした。体によいお米は、消化に時間がかかることで腹持ちがよく、食べた満足感も加わり、体にとって効率のよい主食です。忙しくても朝の貴重な身体を起動させるエネルギー補給として、しっかりご飯を食べ、健康管理をしましょう。

ご飯は体の機能を整え、食物繊維は新陳代謝機能を高めてくれます。今を生きる将来の自分のために、ご飯はしっかり食べることが私の体を支える基盤です。正しい食事をとり、健康に生きるための知恵と歓喜を伝えられる生き甲斐のある人生にするために、全身をいつでも有効に活用できる体にするために努めます。

古い時代から、教えられた生きる原点、日本の伝統を主体に私なりの工夫と知恵と自然の生活から、健康に役立つ栄養源の基本として、一年一年、実践を重ねてまいった結果から、良い経験をすることは、すばらしい発想や転換となり、実力を発揮することで意欲が湧きます。

物事を楽天的な方向に向けることで、発展させやすくなり、何事も挑戦することで、前向きな考えを生み、人を生かす心をもつ人間に学び、生きる原点、食を重視した日常行為の全てが尊く、母として実践し続けた繰り返しが自信につながり、料理を作る喜びの心をもち、求める工夫と、挑戦する心が、いつも私を守ります。

第4章　四季を食す

一年の計は元旦にあり

☆古代からの知恵の詰まったお節料理

日本は春夏秋冬の時季がはっきりしています。一月元旦には、家族がそろって健康で一年過ごせますことを願い、お料理も飽きのこない手作りで、家族が同じ器の物を食べる習慣があります。昔から家族の絆を大切にする意味の料理や、日持ち（保存）する料理を作ります。お正月には、お母さんもゆっくり休むようにとの、昔からの人への気づかいと心がこめられているおせち料理（祝い膳）なのです。

おせちのお料理には、現代の生活習慣病を予防する食材が多いのが特徴です。昔からの手作りの食膳こそ、手間をかけるのを惜しまない、人間が活動するのに必要な栄養素やエネルギーを補給する食べ物が豊富に揃っている健康料理です。

①大根と人参の紅白なます。ハスとコノシロの酢の物、酢ダコ。

②里芋・シイタケ・ゴボウ・人参・竹の子・コンニャク・ハスの煮物、黒豆の煮物、昆布巻き、田作り、栗きんとん、だて巻、錦玉子、焼き豚、おでん、鍋物。子どもが喜ぶサンドイッチやいなり寿司など、成長にともなったからだづくりと家族の味「食事」は、家族で作る最高のご馳走です。

現代では、スーパーやお取り寄せ料理として、とても便利な各種のおせち料理がいっぱいです。健康を考えると手間を惜しまずに作る心の大切さに気づくものです。お重の中は、紅白の色どりを工夫しています。紅白かまぼこは、祝いを表します。日の出をイメージした形から、門出を祝うといいます。お雑煮の中にいれたり、寒い時の鍋物の中に入れたり、茶碗蒸しに入れるとダシが出ますので、美味しいです。

※最近のおせちは食べ過ぎに注意しましょう。美味しくて食べ過ぎてしまった時には、体を動かす工夫をすることです。トマトジュースを飲むなどもよいでしょう。トマトには、脂肪の消化を助け、胃の負担を軽くする栄養素が含まれています。

※数の子の塩出し法

数の子はニシンの卵です。

①数の子の塩出しのコツは、海水程度のうすい塩水に入れることで、数の子の塩分が早く抜けます。4時間ぐらい浸しておくと抜けます。

②味みをする。足し水をして、塩分が少し残った程度がよい味です。

③数の子は、塩分を抜きすぎると苦くなります。そんな時には、ダシしょうゆに1～2時間、漬けておくと醤油味にもできます。または、うすい塩水に1～2時間浸しておけばよいのです。

④数の子の薄い膜をきれいにとり除いてから器に盛ります。

※寒い時期にはお鍋も喜ばれます。ホタテ・エビ・カキ・白菜・根深ネギ・大根・人参・モヤシ・カボチャ等の具が入った鍋を皆様で囲むのも体が温まります。

※黒豆は、最後に煮つめるときにハチミツを加えると、固くならずに皮にハリが残ってきれいに仕上がります。

春の七草の効用

一月七日の朝に七草粥を食べるのは古来からの日本の風習です。正月の七日の朝に、七種類の若菜を炊き込んだお粥を食べる習わしです。現代では、お店でセットで売られておりますが、あり合わせの野菜で済ませる家庭も多いようです。真冬の寒さに野菜が手に入らない時期に、少しでもビタミンなどの栄養素を補う工夫と、お正月のごちそうを食べすぎて疲れた胃を和らげ、酸性の体を中和する植物性食品が「七草」です。七草は先人の知恵が活かされた長い積み重ねからの効用と栄養の豊富な薬用植物です。

春の七草には、せり・なずな（ペンペン草）・ごぎょう（母子草）・はこべら（はこべ）・ほとけのざ（たんぽぽ）・すずな（カブの葉）・すずしろ（大根葉）の七種です。これらの若菜は、早く新芽が出るために寒い冬の野菜がない時に重宝するのです。

昔からの知恵が現在も続き、とても体によい、寒さを乗りきる体の内から健康を保持する野菜の力は、ミネラルやビタミンの多い葉緑素です。消化不良や胃酸過多・便秘・風邪予防に効きます。雑煮や雑炊・おひたし・味噌汁・天ぷら・混ぜご飯などに利用すると、胃腸の働きを整えてくれます。老廃物の排泄を促し、身体に活力をつけ、病気や悪い症状の所を治してくれる七草は薬膳料理です。花粉症の時期に向かう春の暖かな陽気とともに季節感と苦味を味わい、旬の味覚を感じ、体の活性化のために苦味野菜の栄養素を十分体に貯えて体調を整えます。冬野菜は体を温めてくれます。自然の力は、とてもありがたいものです。

☆五辛と苦味野菜の効用

大根・カブ・キャベツ・白菜・人参・ホウレン草・里芋・ゴボウ・セロリ・ハス・根深ネギ・春菊等の春の旬野菜を加えて、栄養価を高め、おいしく鍋料理などに利用して食べましょう。ニンニク・ネギ・ニラ・ノビル・ラッキョウは、昔から五辛といわれ、体の毒素を体外に出してくれる畑の薬です。

春先になると、苦味野菜ともいわれる生姜・クレソン・春菊・小豆・黒豆・青シソ・パセリ・セロリなどの野菜を、昔から日本人は、好んで食べて、体調を整えてきました。暮らしの中に取り入れる季節感を楽しみながら、香りもいただく生活によって体を守ったものです。時期がくるとしっかり芽吹く春の苦味野菜には、体によい成分が豊富に含まれており、体の活性化を図ることができます。その苦味健康山菜には、菜の花・セリ・三つ葉・ニラ・ノビル・フキノトウ・ヨモギ・タンポポ・雪の下などの苦味野菜を積極的に食べて、胃腸の働きを整え、風邪予防に備えたいものです。

苦味野菜には毒消し効果もあり、また、香りと苦味は食欲を増進させます。苦味野菜は、油との相性がよく、油炒め・揚げ物・油揚げ、またはホイルに包んで蒸し焼きにしたり、フキみそ煮付けやみそ汁の具などに使います。胃を健康に保つ作用のある消化液の分泌を促し、胃を強くする働きもあります。茹でる・炒める・揚げる・和える調理法で、マヨネーズ・かつお節・酢味噌和えなどでいただきます。

昔の人の知恵が詰まった薬膳料理である七草粥には、さまざまな薬効が含まれています。冬の間に体にたまった老廃物などを排泄させる効果、新陳代謝を促進させる作用、胃腸の消化を促進させる作用、細胞の活性化を促す作用など、苦味野菜にはさまざまな効用があることを、昔の人は、農作業を行う基準に合わせた暮らし方の中から見出しました。暦の彼岸から種まきや田起こしの準備などの農作業に追われると、体調管理も整え、移り変わる季節とともに暮らしに取り入れる生活を心がけ、体を守ってきたのです。

☆春野菜、とくにふきのとうの効用

季節の野菜は、体に必要な栄養がいっぱいです。生活習慣病予防に欠かせない健康野菜ですので、適切に取り入れましょう。春の野菜には、保温・殺菌・精力増強・整腸効果の高い健康食材が多いので、時季の栄養素をたっぷり食べ、家族みんなで健康生活を送りましょう。

ふきのとうは少し開花していても全部を使います。塩熱湯でサーッと茹でて、アク抜きしてから使います。みそ汁やみその甘酢漬け、醤油とみりんで煮る佃煮などを作ります。

生のフキノトウはきざんで油で炒め、味噌と砂糖で味をつける簡単な油炒めなどは、昔から田舎で作られてきた春のご馳走です。春一番のご馳走は、フキノトウの天ぷらです。

フキノトウは味噌との相性がとてもよいのです。栄養的には茎よりもフキノトウのつぼみやフキの葉のほうがすぐれていると教わったものです。上に伸びる物は、栄養が上部にあります。地面の中は、地下に伸びる先端に栄養があると学びました。

フキノトウの独特の香りと苦味は食欲を増進させ、胃を丈夫に保つ効果があります。粘膜を強くする作用や風邪予防にも役立ち、血液中の不要なナトリウムを排出させ、血圧を下げてくれる大切な栄養源です。

フキノトウは昔から、春の山菜として親しまれた健康山菜です。フキノトウを食べると、冬の間に

たまった体の毒素を体外に出すと言われ、また毒素を消毒して大病を防ぐなどともいわれて、昔からフキのとうは、大事にされてきました。ほろ苦い味と香りをいただくことで、身体を夏へ向けて躍動する状態に整えます。

☆フキみそ作り

材料　フキノトウ　10〜15個
ゴマ油　大さじ2杯
味噌　80g
酒、みりん　大さじ1杯
（なければ砂糖とハチミツでもよい）
ゴマ　少々

作り方　①フキノトウは汚れを落として洗います。
②フキノトウはアクが強いので、手早くすることです。
③粗みじん切りにします。色が変わるので手早くします。
④フライパンに油を入れ③のフキノトウを手早く炒めます。全体に油がまわれば色は変わらず、風味もあります。火は通しすぎないように火を止めます。
⑤酒・みりん・みそを加えて混ぜ、火をつけて味をつけます。
⑥ゴマを入れます。火を止めて少し冷ましてから容器に入れます。

☆フキの葉の佃煮

塩を入れた熱湯でゆがき、水にさらしてアクを抜きます。小口に切り、水気を固くしぼり鍋に入れます。ダシ醤油、味噌で味をつけます。薄味にして汁がなくなるまで煮ます。長期間で食べる時は濃い味にします。

☆山フキの佃煮

①山フキは洗って熱湯をくぐらせる。ザルにあけて、天日干しをします。しんなりするまで干し、時どき裏返します。

②適当な長さに切り、昆布しょうゆ、酒で煮つめます。煮汁が少なくなったら、唐辛子を入れます。初めは強火で、沸騰してきたら弱火にしてことこと煮含めます。

☆フキの白和え

材料

フキ	10本
ニンジン	30g
コンニャク	1丁
厚揚げとうふ	1丁
砂糖	大さじ2杯
しょうゆ	小さじ1杯
ゴマ　適宜	

作り方　①フキ・人参・コンニャクは2cmくらいに切り、別々にゆでます。

②厚揚げトーフの中だけスプーンで削りとります。皮はみそ汁に使います。
③スリ鉢で②をすり、調味料を合わせて味をみます。
④具を入れて混ぜ合わせます。
⑤器に盛ります。

春野菜の力

二月は暦の上では春ですが、一年中で一番寒さが厳しい時です。そして、青菜の一番美味しい時季でもあります。霜が降りると野菜は甘味が増します。小松菜・セロリ・ホウレン草・春菊・菜の花・根深ネギ・白菜など、味・色・香りを食べる月です。

菜の花・春菊・セロリには、解毒作用があります。調理の工夫でたくさん摂取して、体内の有害物質を取り除くことが重要です。春野菜を食べる人間の体の一番大きな節目、寒かった冬の体を温める肉・脂肪・乳製品などを摂りすぎて蓄積されている余分な栄養を体の中から出す時期です。

縮こもりがちだった心身を快適な方向に切り替える転換期でもあります。春野菜や野草には、その力が含まれております。寒い冬に貯えられた葉緑素には、ビタミン・ミネラル・酵素の成分がとても豊富です。冬の間の過食や運動不足で汚れがちな血液を浄化し、体にたまった老廃物を排出し、体の機能を整えてくれるものが春に向けていっせいに芽吹く春一番の香りです。薬味として、旬を楽しく味わう、体の調子を整える解毒剤でもあります。

山菜の調理について注意!!

山菜は、煮すぎ、ゆですぎ、さらしすぎは、固くなったり、すじっぽくなってしまい、歯ざわりや色合い・香り・味がなくなります。ひとつまみの塩と熱湯でサーッと茹でるか、用途によって、熱湯をサーッとかける程度で使いわけます。油との相性がよいので工夫をしましょう。わが家の畑にも、時期が来るといろいろしっかりと芽吹きます。エシャレットは、球根を根元から束ねて引き抜き、球根の部分を洗います。生の球根を甘みそや辛みそをつけて食べます。エシャレットはハチミツ漬けにすると美味しいです。

ノビルは昔から野に自生しています。ラッキョウよりも軽く、臭味も少ないので好まれます。三月頃にはよく育ち、球根まで簡単に抜けますから利用します。松前漬・酢みそあえ・卵とじ・汁物に使います。ニラは4月頃に採れます。ニラぎょうざ・チャーハン・ニラレバー・卵とじなどの料理に使います。

フキノトウ・ヨモギ・油菜・春菊・明日葉・三つ葉・セリ・ノビル・根深ネギ・ブロッコリー・大根・白菜・エシャレットなど、厳寒の大地の中で黙々と耐え、来る春に向けて養分を貯えた、大自然の春の芽吹きをいただきます。

お正月の七草も、栄養豊富な薬用植物です。先人の知恵が活かされた長い積み重ねからの効用を大切に守ることで、私は花粉症になりません。

正月のご馳走で疲れた胃を休ませるための体の準備が七草から始まります。病気や悪い症状を和らげ治してくれる薬膳料理の伝統を毎年守り続けるお陰で、病気知らずで働けます。フキノトウやキャラブキの佃煮は、早春の味を利用して長く食べ続ける工夫をした、昔の人の知恵が生んだ常備菜です。

気候がよければ、春の旬の山菜取りを楽しみます。二月頃から三月の彼岸ぐらいにかけて、春の訪れを感じさせてくれる温かい陽気に誘われての山菜摘みでは、クコの芽・タラの芽・ウド・ワラビ・

フキ・三つ葉が食べごろです。軽く湯がいて、おひたしや和え物・雑炊・みそ汁・みそあえ・めん類の薬味・野菜炒め・天ぷらや何種類かでのカキ揚げ・お好み焼などに重宝です。

昔から五辛といわれている中のネギ・ニンニクも血行促進に役立ちます。ニラ粥は、体を芯から温める働きがあります。雪の下は、四月には直径６ｃｍほどに大きく育っていますので、生葉を水洗いして、天ぷらにするとほろ苦い春の味がします。旬を食べて寒い時期にたまってしまった体の毒素を洗い出す工夫も、この時期だからできる食用療法です。

１年中で春は、うららかな陽気に気分もウキウキする季節ですが、三寒四温と言われているように気温の変化が激しくてひと雨ごとに暖かくなっていきます。吹く風にも春を感じますが、不快な花粉症や乾燥、春一番の風などの変わりやすい天候に身体も不安定になり、体の抵抗力も低下しがちになるので体調を崩しやすく、健康管理には、気を配らなければならない季節でもあります。

しかし、私たち人間にとって、春は活動的な季節です。外出も増えてさまざまな楽しみに心を弾ませるご家族も多いのではないでしょうか。そんな春に芽吹く草花に目を向けると、心もなごみます。庭隅に咲いている低く小さな花、沈丁花も、満開に春を告げ、甘い匂いと香りを漂わせ、つい深呼吸をしてしまいます。緑萌える季節の変わり目です。体調を整える毎日の規則正しい食事は、体の働きを高める生活リズムを整えます。良い睡眠をしっかりとり、健やかで輝く毎日に向けて全身をリフレッシュさせましょう。

寒い時季は、カボチャと生クリームのスープや、トマトと玉葱をすりおろしてジャガイモスープも簡単に作れます。マヨネーズサラダやヨーグルトサラダは、ハス・菜の花・セロリ・長芋を混ぜ合わせて作ります。また、生姜・ニンニク・玉葱・根深ネギ・ジャガイモ・キャベツ・白菜などの春野菜に大根・人参・里芋・ゴボウなどを加えて、生クリーム・ハチミツ・ヨーグルト・ゴマを利用した寒さを乗り切る温かいスープやシチュー・鍋物で体を整えましょう。

春を食べる

☆竹の子を食す

三月下旬から採れる竹の子は、えぐみ（アク）があるので米ヌカや米のとぎ汁でえぐみをぬきます。竹の子は繊維質が多く、便秘や高血圧、コレステロールの排泄に効果があります。八竹（ハチク）はすぐに料理に使えます。


切干大根とハチクの煮物。　竹の子はカレーにも使います。

竹の子とアラメの含め煮。　竹の子の酢みそ和え。

竹の子のキムチあえ。　竹の子とワカメ・麩のみそ汁。


竹の子と人参・シイタケ・ホウレン草の和え物。

竹の子・油あげ・人参のちらし寿司。

竹の子・人参・キュウリの酢の物。

竹の子・梅干・かまぼこの茶碗蒸し。

竹の子の天ぷら・まぜご飯・チャーハンなど、竹の子を使用した料理が瞬時に浮かびます。

竹の子の掘りたては、生で刺身にしたり、酒とみりんにつけて焼いたり、天ぷらにして食べます。

一番の栄養素は姫皮（芽先の頂点）にあります。胃腸の弱い人は、消化が良くないので食べすぎに注意です。精が強く、食べすぎると吹き出ものが出たり、胃を悪くします。血圧の高い人、肥満の人には好適な食べ物です。

昔から、竹は成長が早く、柔軟性があり、人間生活のあらゆるシーンに広く利用されています。若い芽は、竹の子として食用に使い、成長すると、竹かご・竹ざる・しゃもじ・串・ようじ・箸・竹ぼうきなどの容器や器具の材料に利用されます。竹の皮には殺菌作用があり、昔から、おむすびを包み、携行食として重宝されました。竹の箸や竹ザルは使いやすく、水切れがよく、軽くて丈夫です。自然素材としての竹の特長を上手に利用し、竹ベラ・物差し・竹炭など生活の必需品として今も利用され、竹の枝も庭ホーキになります。自然との共生は、無駄のない自然にやさしく環境によい暮らしです。

発明王エジソンが、日本の竹で電球のフィラメント（光る芯）を作ったことはよく知られています。最初の電球は竹繊維から生まれたのです。

また、パンダの主食が竹であることも有名です。昔から人間が積み上げてきた生活の知恵が活かされ受け継がれている日本の伝統文化には、今だからこそ見習いたいことがとても多いのです。

地産地消の言葉のとおりに生きている富士市増川町の増田雪子様は、ご自分の畑で旬の作物を自ら育てて料理を作り、食卓に元気を届け、健康を支える賢い主婦です。昔からの食生活と現代病との因果関係について深く感心を持ち、健康づくりの一歩は地元産の旬の恵みで健康を守り、「食卓に元気を届けること」をモットーにかかげる多様な料理レシピを考案しています。

その中から竹の子キムチの作り方の方法を提供してくださいました。簡単で素朴な味で保存もできる味わい深い料理です。

☆増田雪子様のレシピで人気の高い三品を紹介します。

①〇竹の子キムチの作り方

①ゆでたタケノコをスライスする。

②水分をできるだけしぼる。

③鍋にゴマ油を少し入れ①のタケノコを炒める。焦げないように水分をとばす。

④酒を入れ、だし（いの一番）、キムチの素（桃屋）を加えて炒める。

⑤最後にゴマ油を入れて混ぜ合わせれば出来上がり。味はその家の味に仕上げましょう。

※小分けして冷凍保存できる。

※ポイントは水分を少なくするために薄切りにすること。

②〇青シソ巻

ビタミンいっぱいの食材で、栄養をしっかりとり、暑い毎日を克服するメニューです。

増田雪子様は、一度にたくさん作り、冷凍保存すると忙しい時に大変便利といいます。

【材料】

砂糖　おわんに一杯（一合）

味噌　〃　同量

小麦粉　〃　同量

酒　おわんの半分

七味唐辛子少々

ゴマ・クルミは適宜ペースト状にする

【作り方】

①大きめの青シソ葉を用意し、洗ってザルで水気を切る。

②材料を全部混ぜ合わせます（自分の家の味に仕上げます）。

③青シソ葉の裏側に②の具を包みます。

ここでポイント（ふくらむから空気が入らないよう

に巻きます）

④つまようじに三個ずつ刺します。

⑤フライパンに油を引き、両面をサッと焼きますと出来上がりです。

③〇キュウリ漬け

夏場のキュウリを丸ごと漬けます。行事・祭りごとに大変人気があります。

【材料】

キュウリ10kg

砂糖　1k500g

塩　400g

洋からし160g

（A）キュウリは水洗いしてザルで水気を切る。

（B）全部を混ぜ合せて調味料を作る。

緑の色が鮮やかで食欲が増します。

【作り方】

タル（容器）、重石を用意する

①①タルに（A）のキュウリを並べます（一列ずつ）

②（B）の調味料を振りかけます。これを繰り返す作業をする。

③最後に重石をする。重石が重ければ二日ほどで出来上がりです。

④冷凍もできます。

☆三つ葉を食す（一年中使える三つ葉の料理）

豊富なビタミンと香りは食養野菜です。体内の粘膜を強化し、免疫機能を高めるので風邪予防に役立ちます。料理の引き立て役としても高い人気の山菜です。

①三つ葉と桜エビ、椎茸のかき揚げ。

②三つ葉とかまぼこ・卵の汁物。

①三つ葉とかまぼこのわさび和え、盛りつけにきざみのりをかける。

④三つ葉とモヤシの辛明太子とゴマ和え。ゴマ油で三つ葉ともやしを炒め、辛明太子ゴマを混ぜる。

⑤三つ葉はお吸い物にぴったり。

⑥三つ葉と竹の子とワカメ・麩のみそ汁。

※三つ葉はサッと湯通しをして使います。胃液の分泌を促します。（下に三つ葉のイラスト）

☆セロリを食す

セロリは健康野菜です。独特な強い芳香には精神を安定させる作用があり、香りと歯ごたえは、サラダや肉料理・カレー・スープに大変人気です。美味しいのは旬の春が一番です。

カルシウムの吸収をよくする成分が体に効き、生のまま塩を振りかけて食べたり、薄切りにして、ヨーグルトと食べたり、マヨネーズで食べたり、葉・茎も全部使って、玉葱や春雨といっしょにスープにしてもおいしいです。寒い冬には風邪や花粉症にも強い味方です。油ものの料理のつけあわせにすると、口の中をサッパリさせてくれます。

セロリには、動脈硬化の予防に役立つ血液サラサラ効果やスタミナアップ、疲労回復の効果があり、調理が簡単なので人気があります。私は、洋ガラシとごま油と砂糖との和え物や、トマト・紫玉葱・

ハムとセロリにオリーブ油をかけて食べます。セロリは老廃物を排出してくれる効果もあります。

☆タンポポを食す

タンポポは花から根まで食べる工夫をします。根には、胃腸を整える薬効があるといいます。花は天ぷら、葉はおひたし、根はきんぴらなどに利用します。昔は根は洗って切って天日干しにしてミキサーで粉末にしてふるいにかけて、コーヒーとして飲む健康食品でした。

タンポポはアクが強いので、葉や根はゆでこぼして苦味を抜き料理に使いました。ヨモギ・フキノトウ・タンポポの苦味には、胃を健康に保つ作用をしてくれる薬効があると教えられました。

春の山菜はアクが強いので、揚げ物にして食べるとおいしいです。

粘液質の野菜とは

粘液質の多い野菜には、消化液の分泌をよくしたり、中性脂肪を下げたり、血液の流れをよくする効果があります。良い血液の材料となる繊維質の多い野菜・海藻・豆類は、先祖代々から教え伝えられた、健康にかけがえのない尊い食べ物の知恵です。粘液質素材には葉ネギ・根菜・納豆・オクラ・ジュンサイ・モズク・ナメタケ・ハス・里芋・コカブ・モロヘイヤ・ツルムラサキ・メカブ・昆布・ワカメ・ノリ・こんにゃく・ナメコ・山芋・のり・寒天・とろろ昆布・貝類・タコ・イカ・カキ等の独特のねばりには、人間の体の細胞を元気づけて、修復を助けてくれる働きがあります。ウナギ・ドジョウにも活力を与え、免疫力を高める働きがあり、体の機能を調整してくれます。長い間の経験から発見した先人の知恵として、伝えられてきています。

昔から言い伝えられてきた、強精効果・整腸効果のあるネバネバ食品で体力アップに心がけてきました。山芋は、昔から常食すると耳・目・足・腰を強くするといわれていました。

人間は誕生した時から健康づくりが始まっているのです。古くから人間は3歳までの食べ物がその人の味覚を決めるといいます。どんな食べ物も滋養分は、芽・種子・蕾・卵・子・根の部分に多く含まれています。昔から、「ゆりかごで学んだことは、墓場まで忘れない」といわれますが、3歳児の魂は、百歳になるまで変わらないということです。

古来から、人間の工夫と知恵で何もかも自然との生活から健康に役立つ基本として、木の実・草の実で作る自然の色と香りを楽しむ、ジュース・ジャムと生薬で作る健康果実酒は、手間をかけて季節の物を大切に利用して作ります。副作用のない健康法は長い年月受け継がれ、役立ち守られてきました。

栄養素の部分

芽	種	花菜（つぼみ）	たまご	子	根菜
つくシ、タラの芽、ウド、ヨモギ、アスパラガス、芽キャベツ、サンショウの芽、モヤシ、ワラビ、カイワレ菜、ゼンマイ、コゴミ、お茶	梅、ゴマ、シソの実、松の実、クコ、ヒマワリ、カボチャの種、ギンナン、小豆、クルミ、落花生、稲穂、麦、そば、トウモロコシ、大豆、花豆、エンドウ、トラ豆、黒豆、枝豆、にどなり	菜の花、ブロッコリー、フキノトウ、オクラ、イチジク、カリフラワー	うずらの卵、鶏卵、カニの卵、サバの卵、イクラ、タラコ、スジコ	竹の子（姫皮）数の子、子持カレイ、シシャモ	ニンニク、ラッキョウ、玉葱、エシャレット、生姜、芋類、山芋、レンコン、人参、ゴボウ、大根
		果菜（実）		葉菜（茎葉）	
		ナス、キュウリ、ピーマン、シシトウ、ゴーヤ		キャベツ、ホウレン草、小松菜、ネギ類、葉物野菜	

人間の体に良い血液の材料となる、繊維質と粘液質の多い野菜・海藻類・豆類をしっかりととり、主食のご飯・麦、・そば類をよく噛み、食べ過ぎないことです。人間は、体を動かし、老廃物を排泄して、血液を浄化する一日のサイクルを正常に保つことができれば健康を維持できます。

粘液質は、ヌルヌル・ネバネバ食品です。消化を助けたり、内臓機能を高め、自然治癒力を正常化するすぐれものです。梅干と一緒にとると効果的です。ヌルヌル成分は健康のもとです。

粘液質の多い野菜には、消化液の分泌をよくする働きがあります。ヌルヌル食品には、消化されないが胃壁の保護や腸内の排泄物に適度な水分を保持させる働きがあります。

☆豆類の効用

昔から豆類は、万能健康食として、ご飯とともに季節を問わず楽しまれてきた食品です。煮豆として、あんこ・ようかん・寒天の水ようかん・お汁粉など和菓子や蒸しまんじゅう、お赤飯などとして、一年をとおして利用されます。豆類は、スナックエンドウ豆・絹サヤ・枝豆・黒豆・花豆・にどなり・小豆・空豆・大豆などが、あらゆる加工食品の原料として生活に役立ってきました。食物繊維が豊富で便秘予防にも効果がある豆類は、四月頃より収穫されます。

ご飯と豆類・芋類・きのこ類などの組み合わせによって作られる料理は、バランスに富んだ食事です。大豆製品・卵・ゴマ・小魚などの料理は、毎日工夫して昔から食べている食品です。大豆製品とは、豆腐・油揚げ・がんもどき・生揚げ・おから・きな粉・味噌・醤油・納豆・凍り豆腐・湯葉・豆乳・煮豆などがあります。昔からさまざまな形で利用されてきた、レパートリーの広い食材です。

昔の人は、納豆とご飯にみそ汁・漬け物が朝の定番メニューでした。納豆は、腸内環境を整え、肌を美しく保ち、ボケ防止にも強い味方です。血行をよくし、新陳代謝を活発にしてくれます。更年期障害や骨粗鬆症を防ぎます。納豆に含まれる納豆菌は乳酸菌よりすぐれた整腸作用を持っています。食物繊維やビタミンB群も豊富です。血液中の不要な脂肪分を取り除き、血栓を溶かしてくれる健康食です。相性のよいネギ・青シソ・モロヘイヤ・山芋・オクラ、ゴマ・のり、パセリ・アサツキ・卵・梅干・かつお節・キュウリ・カラシ菜などと組み合わせておいしく食べましょう。納豆は、骨を丈夫にして、ネバネバが消化をよくします。納豆は一度に多く食べても大便として出てしまいます。いろいろに工夫して常食することが健康につながります。

小豆は、あん粉・お汁粉・赤飯・小豆かゆ・あんみつ・おはぎ・寒天ゼリーなどに使います。小豆のあん粉を作る時は、昔から、ザラ目を使いました。小豆は固いので、差し水をすると早く煮えます。小豆に砂糖を使うと、とてもよい味になり私は大好きです。肥満予防としても有効です。小豆は、昔から脚気の妙薬といわれ、夏バテにもよく、便秘によく、白米食とのバランスも大変よいのです。

大豆は、たんぱく質が豊富で、ビタミンB群も多く含まれています。大脳の働きを活性化する大豆は、食品の王様です。昔から、畑の肉といわれ、長寿食としても知られております。

黒大豆は、正月のおせち料理にも使い、まめで達者に生きられるようにとの願いが込められています。昔は肉食の習慣がなかった日本人の、重要なたんぱく源でした。百薬の毒を解くといい、解毒作用とセキどめ、のどがれにもよいといわれ、ぜんそくの妙薬として知られています。カップラーメン、清涼飲料水に偏りがちの人は脚気になりやすく要注意です。黒豆しる粉や小豆粥を食べましょう。

夏の食べ物

暑い夏に涼を呼ぶ日本の代表的な夏の味覚であるソーメンや冷麦は、夏場の夕食として皆さん食べますが、毎日がめん類の食事の場合には、他の料理を工夫しましょう。私はご飯も加えて一緒に食べます。夏には、汗を多くかきます。朝のみそ汁は、飲んだほうが体が喜びます。暑さのために水分補給が多くなって疲れる体にしないために、予防策としても味噌汁をいただきましょう。

夏には、特に酢の物を多めにとります。そして、梅干・ラッキョウ・キウイ・リンゴ・グレープフルーツ・プラム・パイナップル・メロン・スイカ・ブドウなどで効率よく補います。果物の自然の甘さと酸味と繊維質が体を回復してくれます。リンゴやパイナップルは最高です。消化機能が弱いと、胃もたれをしたり、欠食したりするようになります。ご飯をしっかり食べましょう。

昔の人の食事を見直して、食べすぎや脂肪高カロリー食のとりすぎには注意が必要です。腹八分目の食事でしっかりご飯を食べて体の中の狂いを正し、血液が正常に流れる体づくりの食生活を心がけましょう。お腹が不調だと、オナラが出やすくなり、不快な気持ちになります。

☆食物繊維と発酵食品・辛い食べもので夏バテを防止しましょう

食物繊維は、体の中をしっかりキレイにするために大事なお腹を守る、とてもすぐれものです。食物繊維は、海藻類・野菜類・きのこ類などに多く含まれていますので、上手に利用しましょう。

夏の暑い日には、冷たい飲み物を多くとるよりも、果物や熱いお茶などをとるほうが効果的です。

冷たいものを多くとりがちな夏は、自然に腸が冷やされて働きが弱まると、疲れやだるさにつながるのです。昔の人は、夏でも温かいお茶を飲み、大切な腸を守ることを教えたのです。

辛いもの（カレーや辛子めんたい・キムチなど）を食べると、夏バテ防止によいといいます。それは、体内の温度を上げて腸の働きを活発にする効果があるからです。私は、ゴマ油・洋ガラシ・みその甘酢だれ・酢の物・ラッキョウ漬け・梅干漬け・ゴーヤの酢豚などで腸の働きを活発にし、体力アップや疲れやすさを解消する方法をとります。腸の善玉菌も増やします。

古来からの発酵食品と繊維質は、腸内の善玉菌の栄養素となるため便秘解消にもよく、いつも腸内をきれいにして、善玉菌を優勢に保つ働きをしています。腸まで届く糠漬けや腸内環境をキレイにする昆布などの海藻類や根菜類、きのこ類などを食して繊維質を十分とり、ご飯もしっかり摂取する日常生活で、体力や体調に合わせた食事が大切です。

農林水産省からは、健常者の場合、果物は一日に200g以上とることが勧められています。果物は、食物繊維やミネラルが豊富なので、皮から芯まで余さずに食べることを教えられました。実と芯に栄養素がぎっしり詰まっています。皮には、便秘によいと言われる食物繊維が豊富に含まれていて、ムダのない皮ごと食べる躾で育ちました。食物繊維以外にも、果物にはミネラルなどの栄養素が多く含まれており、体の調子を整えてくれます。旬の果物を食べることが、体によい食べ方です。ただし、果物の食べ過ぎは、水分や糖分を多くとることにもなり、太るので注意が必要です。

☆熱中症対策の水分補給と夏バテ予防の食生活

夏の食事であるざるそば・ソーメン・うどんなど、のどごしのよい食べものには、栄養価を高め体の調整を図るために、スタミナ食の豚肉と玉葱の生姜焼きなどを加えるなど、また、野菜たっぷりのスープにするなどの工夫をしましょう。

暑い夏は、どうしても冷たいものをとり過ぎになりがちですが、胃腸を冷やすことは全身的に悪影響を与えますので、胃腸を弱めないように気をつけましょう。そして、夏の暑い時には、熱中症予防として、水分をこまめにとりましょう。暑い時には汗腺を広げて汗と一緒に熱を逃がします。汗をかくほど栄養分が失われます。夏の暑さに負けないために、体はさっぱりした酢のものがほしくなります。それは、身体がいつも正常な状態にもどろうと自然に働くからです。古来からの生活の知恵として、梅干には、塩分と酸味の清涼感と強力な殺菌効果があり、胃腸の働きを助けてくれます。

バナナには、体を冷やす効果があり、すぐに食べられ、甘味もある人気のおやつです。ところてんやパイナップルも常備すると効果的です。夏場に補給する夏バテ予防対策の一つです。

梅干の塩分は、夏の多量の発汗で塩分が奪われるときに、塩分補給に必要なものです。酸味の果物は、エネルギー代謝をスムーズに回転させてくれます。梅干や果物は、古来から健康に役立つ大切な健康食であり、かくし味として使われてきました。

三毒を断つ梅干漬けは、食べ物の毒、血の毒、水の毒から体を守り、血液を浄化し、肝機能を高めます。暑さで食欲が落ちる夏には梅干・酢の物・スパイス・カレーなどを上手に利用して、暑さと労働のスタミナ食として積極的にとり、元気の補給に使ってきました。

昔は風邪気味の時にも、梅干とハチミツ湯でのどの粘膜を保護し、梅干のクエン酸が新陳代謝を盛んにし、夏バテによる疲労回復を早めてくれました。体調がすぐれない時は、消化のよい温かい重湯に梅干を加えて、体調を整えたものです。

ほかにも、抹茶のくず湯や柑橘類の果物と青菜をしっかりとり、熱がある時には、水分補給に水・お茶・スポーツドリンクなどを忘れずにとりましょう。

夏の照りつける太陽によって、朝からグングン気温が上昇します。クーラーのきいた室内で、冷たい飲み物や口当たりの良い食べ物ばかり偏ってとるようなことなく、ちょっとの工夫で夏の暑さに負けない体づくりとして、普段から夏バテの予防策を心がけた食生活を送りたいですね。

暑い夏場はどうしても水分のとりすぎがあり、冷たい飲み物を飲んでしまいがちのため、胃酸は薄められ消化力が低下するために、体のシグナルとして、酢の物を食べたくなります。体の求めにしたがって、果物の柑橘類や梅干、酢で和えた料理、お寿司、酢醤油をかけたトコロテン、甘酢などを食べるようにしましょう。

冷たい水を多くとることは、体によくありません。夏の暑い時期でも昔の人は、なるべく水よりお茶を飲み、胃を冷やさないように温かいものをとる工夫をして、胃の血管が収縮し消化不良にならないよう、内臓を守る生活の知恵を生かした生活をしていました。お年寄りの方が、夏でもお茶や白湯を飲むことは、そのことをしっかり心得た理にかなったことなのです。

汗は、体の調整をしてくれる体のクーラーです。私は自分の体温よりも少し低めのぬるま湯が一番喉の渇きをおさめます。人間の体は、外気の温度が高いと汗を出し、体温のバランスを取ります。暑いからといって、水や清涼飲料水を多く飲むと、胃酸の分泌量が減り食欲はなくなります。

そんなところに、付け合わせや他のおかずの工夫もなく、冷ややっこ・ソーメン・ひやむぎなどを連日食べ続けると、体力がドンドン低下していき、食欲不振になりかねません。

工夫したい夏の食生活

食欲不振の夏ですが、質素な食べ物であっても、昔のように知恵や工夫を加えたいものです。ひと工夫さえすれば、ソーメン料理は、真夏にこそ清々しい一番の食べ物です。

麺料理の付け合わせの食材には、昔から、生姜・ネギ・青シソ・ミョウガ・梅干・キュウリ・トマト・紅生姜・たまご・ゴマ・ナスなどが使用されました。ソーメン・冷麦は涼しさを呼び、お客さまのもてなしとしても喜ばれたご馳走です。たっぷりの付け合わせと一緒にいただくようにしましょう。その他の料理でも、夏は、酢・塩・こしょう・香辛料・チリソースを使い、さっぱりと食べられる料理を工夫しましょう。

私は暑い体を蘇らせる「おやつ」として、トマトに砂糖を振りかけて食べます。トマトは体を冷やしてくれます。お砂糖は疲れた体を速く回復してくれます。トマトに含まれているクエン酸が胃を刺激して食欲を促します。トマトは昔から健康野菜の一つです。トマトを作る家に病人なしといわれたり、トマトが赤くなると医者が青くなるというほど、トマトは生で食べてもおいしく水分が多いので、のどの渇きをいやしてくれます。

健康な食生活はあなた自身の工夫と知恵で行えます。夏の食べ物として冷え性に効果があるカレーライスには、スパイスがたくさん入っています。子どもからお年寄りまで人気のあるカレーライスは、夏のおもてなし料理でもあります。カレーには、ラッキョウ漬け・酢の物・サラダ・福神漬け・お新香を添えましょう。

冷やしラーメンにしても、ハム・ソーセージ・キュウリの細切り・きざみのり・ゆで玉子・紅生姜など、たっぷりの具を使用します。さらに、トウモロコシ・野菜サラダ・果物を補給する工夫を忘れないようにすれば、栄養バランスの良い夏の一品となるでしょう。

夏に収穫される野菜や果物の多くはそのまま食べられ、体を冷やしてくれます。体のほてりや暑さをしのぐのに最適です。スイカ・メロン・ブドウ・パイナップル・ナシなどの果物に、酢の物・ナスやトーフのあんかけ、酢みそ和え、梅干和えの料理を組み合わせ、豚肉・ウナギ・豆腐・キュウリ・シシトウ・ニガウリ・ピーマン・オクラなど、不足な食材・栄養素を補う工夫をしましょう。

暑いときには、水まくらを利用して頭や額を冷やす工夫をすることは、脳圧を下げ、脳の興奮を静めるために効果があります。

暑い夏は、特に体に負担がかかり、食欲が減って疲れやすく、だるい体になりやすいのです。そんなとき、梅干のクエン酸は疲労回復に効果的です。水分の多い食べ物ばかりとりすぎると、胃液の抵抗力を低下させます。酢の物・みそだれ・洋ガラシ和え・カレーライス・酢豚・キムチ・エビチリ・五目ちらし・梅干の味つけご飯などで、夏を乗り切る工夫をしましょう。

昔から、夏バテ解消に抜群の効果があるとされている「ウナギ」ですが、皆さんがご存知のとおり、土用の日には、夏バテにならないようにウナギを食べる習慣が根付いています。昔の人たちは、猛暑で夏バテしないように少しでも精をつけようと、食べ物にもずいぶん工夫をしていました。夏のシジミは体によいことからみそ汁に使い、夏野菜のウリや梅・卵・うどん・ドジョウ・餅などで、夏バテしない工夫をしたのです。

季節の枝豆をやわらかく煮て、すりつぶします。お砂糖を入れた甘い汁で清涼感ある冷たいおしる粉作りです。お餅は白玉粉で白玉団子を作り、中の具にします。冷たくておいしい枝豆しる粉は夏場だから食べられます。枝豆が少ないときは、抹茶を少し加えるとよいでしょう。暑さの中にひとときの涼しさを味わえ、家族で感じる幸せは思い出として、心に残るものです。心太（トコロテン）、水ようかんは、昔から、人気のおやつとして喜ばれ、重宝されてきました。

夏やせ、夏バテ、寝苦しい寝不足から体はだるくなり、体調を崩すことを、昔は「暑気あたり」といいました。人間は、どんな時にも活力源はご飯です。暑くてもしっかり工夫をした夏野菜で涼味と滋養味たっぷりの食事をとり、体力を維持することです。

古来からの生活様式を考え、人間に必要な衣・食・住を見直す時期にきているようにも感じます。住居には、光・風を通し、衣類・寝具には涼しい素材を用い、涼しげな緑を活用した小陰の工夫や、水は清涼感があり、古くから打ち水で地表温度を下げる工夫がなされ、風通しがよくて光をさえぎる「すだれ」は、夏の風物詩です。日除け・風よけ・ほこりよけ・目隠しなどに利用されてきました。

寝具・ねまき・服などにも、麻・綿・ガーゼなどの吸水性や涼しさを感じさせる天然素材が好まれ、衣類・帽子・日傘・草履・ゲタ・靴などに、さまざまな工夫をこらすことで快適な生活ができます。うちわ・扇子にも使う人、持つ人、職人の手を感じさせられる深い伝統の美は、私たちを豊かな心にしてくれます。

暑い夏が教えてくれる現実味は、暮らし方から学びます。

自分を守る目的は、健康な体であることが幸福な安定生活に通じ、富を生みます。私たちの生活でバランスのいい生活とは、ご飯をしっかり食べて、代謝機能を活発にすることが第一です。人間の体には、一定の体温を保つための体温調節機能、汗があります。汗は蒸発するとき、体の熱を奪いとって体温を下げます。暑い時や発熱時には、汗をかいて熱を下げようとしてくれます。夏は、汗を多くかくため、体内の水分が失われます。積極的に水分補給をすることが必要です。

暑い日には、みそ料理で消化吸収力を強めます。牛肉や豚肉を使ったピーマンの細切りとシナチクの炒め物も簡単に作れます。夏はピーマンが多くとれますので、たっぷり使いましょう。シナチクがなければきのこを代用します。フライパンに油を入れて肉を炒め、ニンニク、生姜をすりおろし、酒・しょうゆ・砂糖で味付けします。ピーマンを入れて最後に赤トウガラシを振ります。

トウガラシには、脂肪燃焼と発汗作用があり、末梢神経に効きます。そば・うどん・チャーハン・炒め物に利用します。焼きナス・ナスの含め煮・ゴーヤの佃煮・ゴーヤのジャム・うるめイワシの団子揚げは、昔から人気のあるカルシウムのとれる料理で、おやつにも食べたものです。

夏の料理

◎イワシの団子揚げの作り方

ウルメイワシ10本は、頭とワタと骨をとります。包丁でたたいて、すり身にします。

ネギ　2本　みじん切り

みそ　大さじ1杯　臭みをとり、味付け用に入れます。

カタクリ粉　大さじ3杯強

全部を混ぜて粘りがでるまでよく練ります。

食べやすい小ぶりの形に丸めて、シソ油で揚げます。

◎夏のサラダ

材料　ツナ缶　　1缶　　アボガド1個を適当に切る。
　紫の玉葱　1個　　薄切りにする
　キュウリ・セロリ　あれば半分ずつ薄切りにする。
　全部を混ぜ合わせて器に盛ります。トマトを添える。

◎ピーマンの油炒め

材料　ピーマンたっぷり10個　細切りにする。
　ニラ　1束　３cm切りにする。
　ジャコ　大さじ３杯
　油　　大さじ1杯
①ピーマンをフライパンで炒める。ニラとジャコを入れる。
②めんつゆで味つけする。その家の味でよい。盛りつける。
③七味カラシか、かつおだしを振る。

◎いり豆腐

材料　もめん豆腐　　1丁
　たまご　　3個
　パセリ・ネギ　みじん切り
　油　　　大さじ２杯
①油でトーフを炒める。

②砂糖、醤油で味つけをする。
③たまごを割り入れて、かき混ぜ火を通す。たまごに火が通れば出来上がり。
④最後にパセリ・ネギを振ります。

◎ニガウリ炒め

材料　ニガウリ　1本　薄切りにする。
　　ツナ缶　　2缶
　　玉葱　　　1個
　　パプリカ　1個
①ツナ缶油で野菜を炒めます。
②しんなりしたら、ラー油と七味カラシを少々入れます。
③ツナと混ぜて、器に盛りつけます。

私は忙しいときには、卵みそを作ります。

◎たまごみそ（一人分）

材料　たまご　1個
　　みそ　　中さじ1杯
①よく混ぜてフライパンで焼きます。
②半熟焼きがおいしいです。盛りつけに夏野菜を加えます。

◎**豚肉とニガウリ炒め煮**
①豚肉とニガウリは薄切りにして、いっしょに炒める。
②みそと、しょうゆとだしで味をつけます。
③かつおだしを振りかけて盛ります。

◎ナスは焼きナス、蒸しナス、ナスの含め煮、揚げナス、ナスのステーキ、ナスのみそ炒め、ナスのみそ汁、ナスカレー、漬け物等に使います。

◎**冷ややっこにも薬味やスパイスを加える工夫をしましょう。**
薬味は、ネギ、生姜、青シソ、オクラ、ミョウガ、ハム、トマト、ゴマ、キムチ、ジャコ、めんたいこ、しらす干し、梅肉、ワサビ、かつお節、いかの塩辛、などを添えると栄養価も増します。

◎**ゴーヤのジャム**
材料　ゴーヤ　1kg
　　　砂糖
①ゴーヤは薄切りにして、砂糖（ゴーヤの分量の半分）を加えます。
②コトコト煮詰める（その家の好みでよい）。
③水あめかハチミツを少々、最後に入れます。
※ポイント　ジャムは大きめの鍋で作ると早くできます。

◎イワシの蒲焼き（イワシ4人分で1パック）

①イワシの頭と内臓と骨をとります。手開きにします。

②調味料　酒　大さじ2杯

　みりん　大さじ2杯

　サトウ　大さじ2杯

　しょうゆ　大さじ2杯

　目安としての調味料です。加減して自分の味にしましょう。

③フライパンに大さじ2杯の油を熱して、イワシを身から入れて焼きます。焼き色がついたら裏返して皮の方を焼きます。また裏返して、調味料を加えて味をからめます。

④器に盛りつけ、身を上にして、ゴマを振ります。青シソ、パセリ、ネギなどのみじん切りを添えます。シシトウ、甘辛子を焼いて添えてもよいでしょう。

◎イワシのつみれ揚げ

①イワシの頭を切りおとしてわたをとり、ミキサーですりつぶします。

②みそを入れます。（みそは臭みを除きます）。

③小麦粉とたまごを入れて混ぜます。

④適当な形にして揚げます。

◎イワシのつみれ揚げ

①イワシは頭とワタをとって、ミキサーですりつぶします。
②ナスをサイの目に切る。玉葱も同じく切り、イワシと混ぜます。
③平たくして、油で揚げます。

◎イワシのつみれのみそ汁

（イワシのすり身で作るカルシウムたっぷりのみそ汁です）
①市販のイワシのすり身に薬味を加えて混ぜ作ってもよい。私はイワシを買ってきて作ります。生姜のすりおろしと小口ネギとイワシのすり身を混ぜて作ります。
②沸騰した湯の中へ①のスリミをスプーンで落す。浮かんできたら火が通ったことです。
③みそを溶かして入れます。と出来上がりです。
※イワシとネギとみその組み合わせは大変よいです。

◎ゴボウとイワシのすり身のかき揚げ

①ゴボウを細切りにします。
②イワシはすり身にして、みそを入れて混ぜます。
③ゴボウの細切りとイワシのすり身をよく混ぜる。
④まざり合ったらカタクリ粉を少々まぶして揚げます。

☆全野菜中、カロテンがトップの青シソ

青シソは夏が旬です。私は青シソを摘み、きれいに水洗いします。青シソは薬味として使用しますが、健胃効果があります。青シソがない時期には、茎ごと水洗いをして日陰干しで乾燥します。シソの葉は入浴剤にも使います。血行を促し肌をなめらかにしてくれます。神経痛もやわらぎます。昔からの長い経験で生み出された生活の知恵です。自分の心がけと努力から生活の質を高め、環境や生活習慣の大切さを心がける生き方は楽しいものです。

古来から青シソには風邪・咳・気管支炎・浄血・精神安定の効果があるといわれるほど、葉や実は食用になり、薬用として広く用いられてきました。胃を丈夫にする働きもあります。

青シソは、人参やパセリよりもカロテン（ビタミンA）が全野菜中でトップです。葉は栄養価が高く普段からよく食べられ、神経のイライラを抑え、目にもやさしいので、葉・茎・実まで利用するのが生活の知恵です。旬の力を存分にいただきます。青シソが多い時には茎から全部を陰干しして乾燥させ、適当に切って布袋に入れて湯舟に浮かせ、入浴剤として使います。

◎シソ葉のふりかけ

シソ葉をよく乾燥させてから、粉末にしてふりかけにする。

◎シソ湯・シソ茶

水気をとり、細かく刻んで容器に入れて冷凍保存します。寒い時期に梅肉と一緒にシソ湯にして飲みます。汗が出やすく、かぜ予防になります。お茶と一緒に飲むシソ茶もおいしい。

◎青シソの天ぷら

青シソの天ぷらは食中毒予防にもよいといいます。

◎青シソ巻き。

青シソ　21枚

（A）調味料　みそ　大さじ４杯
砂糖　大さじ２杯
ゴマ　大さじ２杯
クエン酸　一振り

①調味料を全部合わせてよくねります。青シソ葉に合わせて等分します。
②青シソ葉の裏側に（A）の調味料をのせます。
③空気が入らないように巻きます（ポイント・ふくらみますのでしっかり巻く）
④つまようじに刺してとめます（2～3コぐらいずつ）
⑤フライパンに油を入れて、④を全部入れて、サッと両面を焼きます。
⑥多く作って冷凍保存もできます。

◎夏のピリ辛料理

夏場の料理には、スパイスを使ってピリ辛料理を工夫しましょう。キムチ、唐辛子、カレーなどの辛いものを食べると夏バテ防止になるといいます。体内の温度を上げて腸の働きを活発にする効果があるからです。
◎夏の食べ物ニラギョウザは、ニンニク・ニラ・豚のひき肉で作りますが、私はニラたっぷりで作ります。全部みじん切りにして混ぜ合わせ、ねばりがでるまで混ぜます。皮に包んで焼きます。

◎トマトスープで夏を乗り切ろう。トマトジュースや、完熟トマト1缶でもよい。

材料　①トマト　5個、玉葱　1個、ニンニク　少々　すりおろす。

材料　②水　3カップ、酢　小1杯　オリーブ油　大1杯

①+②を鍋に入れて煮ます。塩・コショウで味つけする。

ゆで卵やパセリのみじん切りを添えます。

夏バテ対策のひとつです。

◎人参スープは風邪と目の健康によい。（4人分）

材料　人参　2本

玉葱　2個

生クリーム　大5杯

人参・玉葱を薄切りにして水カップ3杯で煮ます。

固形スープの素と塩・コショウと生クリームで味をつけます。

◎しゅうまい

材料　豚ひき肉　300g

シイタケ　4枚　みじん切りです

玉葱　1個　〃

酒　大さじ1杯

ゴマ油　　〃　1杯
醤油　　〃　1杯
片栗粉　大さじ2杯
塩　　少々

①全部を合わせます。粘りが出るまで混ぜる。
②しゅうまいの皮に包む。
③蒸し器で七分むす。
※蒸す時にキャベツの葉かオープンペーパーを敷くと、しゅうまいがくっつかない。

◎夏場の冷水さわやかドリンク

①麦茶コップ1杯に梅干1個と氷のドリンク。
②冷水250ccにリンゴ酢大さじ1杯のドリンク。
③シソジュースに氷と砂糖を加えたドリンク。
④レモンを絞って砂糖と冷水で飲む疲労回復剤。
⑤牛乳250ccと冷水250ccとリンゴ酢大さじ一杯のさわやかドリンクです。
⑥ゴーヤのシブシブだけをおろし金ですりつぶします。氷とハチミツを加えて（好みの味で）飲みます。保存もできます。
⑦トマトジュース。トマトは適当に切ってナベにいれます。こげないようにヘラで混ぜます。トマトはペースト状になるまで煮つめます。トマトジュースは人気の健康ジュースです。

⑧牛乳かんは暑い夏にとても便利です。

1　寒天2本を水洗いし、やわらかくなるまで水につけます。
2　やわらかくなったら固く絞り小さくちぎります。ナベに入れて水700ccで煮とかします。
3　寒天がとけたら牛乳400ccと砂糖200gを入れて煮ます。
4　型に流して冷やしますと出来上がりです。

☆カレー

カレーを作るには寸胴鍋が最適です。寸胴鍋は長時間煮込んでも口がせまく蒸発しないために汁が減らない特長があり、シチューやスープなどの煮だしにも寸胴鍋は便利です。昔から、古くてよいものは漬け物・ワイン・カレーと言われるほど人気があります。

夏バテ解消として、カレーは強い味方です。子どもから大人まで、いつの時代にも愛される国民食です。栄養抜群のカレーライスは主食・主菜・副菜が全部お皿に入っているバランス良く栄養を摂取できます。種類の多いスパイスは塩分も控えめで、身体を温める栄養満点のカレーは人気の食べ物です。カレーは、煮込むほどに美味しい食べ物です。出来上がりにハチミツを大さじ一杯入れると冷めても固くならずにトロリとします。抗菌作用をもつカレーは毎日食べてもよく健康維持してくれます。カレーには薬効成分をもつ香辛料野菜が多いことと、暑い夏には水分補給が多いためにお腹を冷やさないので、わが家もカレーライスが続きます。

カレーの風味が食欲をそそります。また、カレーはボケ防止にもよいのです。私はカレーにハスをおろし金ですりおろして加えます。余分なエネルギーの吸収をおさえ、血液中のコレステロールを取り除いたり、食物繊維が腸のぜん動運動を活発にします。竹の子、セロリ、ブナシメジ、カボチャ、人参、玉葱、ジャガイモ、トマト等を使いますが、特に竹の子、セロリ、シメジは肉食の多い人には、すばらしい効果を発揮しますので使います。セロリは煮込むと肉の臭みが取れスープにコクが出ます。

カレーにリンゴを入れますと、肉をやわらかくする作用があります。肉の味もよくなり効果的です。牛のすね肉やすじ肉とマシュルーム、ブナシメジ、エリンギなどを使ったハヤシカレーも人気があります。煮込むほど肉がやわらかになります。

普段はお肉ときのこたっぷりカレーです。トマトは、肌や内臓の疲れを取り除き、トマトのクエン酸が肉類の味を引き出します。トマトのないときには、トマトジュースやケチャップ・トマト缶・トマトソースなどを利用します。

カレーには福神漬けがつきます。その材料は、ナス・カブ・大根・ナタマメ・タケノコ・ウド・シソの七種類です。薬味は、らっきょう漬・玉葱の酢漬・サラダ・パセリのみじん切りなどですが、カレーの薬味はしっかり食べましょう。不足のビタミンを補います。

カレールーは、メーカーの違うルーをいろいろに組み合わせて使う工夫も、美味しいカレーを作るコツです。カレーパウダーには十種類も入っておりますので、いろいろな料理に工夫して使いましょう。玉葱の収穫時に出る小玉の玉葱もたっぷり入れて、甘味を出します。カレースープには、キャベツを多く使い、甘味を出します。鳥肉を揚げる時には、臭みをとるヨーグルトと塩を適宜に入れて、カレー粉と合わせて揚げます。

天ぷらの時にも、カレー粉や塩・コショウを使って揚げます。カレーが残ってしまったときには、パンやうどん、おまんじゅうに使います。

◎カレールーのスパイスのいろいろ（表参照）

これらのスパイスは、食欲を増進させ、消化吸収を助ける働きをもっています。

私は玉葱の収穫時に規格外の小さな小玉葱がたくさんでますので、大いに使います。甘みたっぷりカレーです。

材料　ジャガイモ（中）7個　人参2本　玉葱（小）10個

ニンニク　2片　カボチャ4分の1　生姜　少々

トマト　大2個　ブナシメジ2個

ペースト状モロコシ1缶　カレールー（大）1箱、以上をよく煮ます。

☆ピーマン

ピーマンは、野菜の不足しがちな夏場には、大いに食べましょう。ピーマンは、血管の浄化に役立ち、脂肪の代謝を促します。血中の脂肪をとり除き、毛細血管を丈夫にします。夏バテ防止によく、肌の健康を保つ美容効果もあります。ピーマンは常食したい野菜です。

○ピーマン、豚肉、もやしのニンニク炒め。

<table>
<tr><th colspan="5">カレールーのスパイスの色々</th></tr>
<tr><td>サフラン</td><td>黄色</td><td>ペッパー</td><td colspan="2">コショウ、健胃作用</td></tr>
<tr><td>ローリエ</td><td>肉の臭みを消す</td><td rowspan="2">ガーリック</td><td colspan="2" rowspan="2">ニンニク　健胃、発汗、利尿、整腸、殺菌の効果</td></tr>
<tr><td>シナモン</td><td>甘い香り、体を温める</td></tr>
<tr><td>カルダモン</td><td>香辛料、健胃剤</td><td>ナツメグ</td><td colspan="2">香り、健胃作用</td></tr>
<tr><td>クローブ</td><td>香料、薬用</td><td>ジンジャーエール</td><td>生姜</td><td rowspan="3">血行をよくし、免疫力を高める</td></tr>
<tr><td>パプリカ</td><td>赤とうがらし、辛味は弱い</td><td>チリ</td><td>赤とうがらし</td></tr>
<tr><td>コリアンダー</td><td>香り</td><td>マスタード</td><td>洋ガラシ</td></tr>
<tr><td>ターメリック</td><td>ウコン、抗菌作用がある</td><td colspan="3">ガラムマサラは仕上げに入れます</td></tr>
</table>

○ピーマン、イカ、ネギ、きくらげ、もやしの炒めもの。
○牛肉を細切りにして、みそ、しょうゆ、サトウの味で炒める。
○紫の玉葱やキュウリと生でサラダにして食べるのが理想的です。
○ピーマンの肉詰め、ハンバーグ、ぎょうざ、ピザ、グラタン、マーボ豆腐、焼ソバ、焼飯などに大いに工夫して使いましょう。
※ピーマンは、油との相性がよく夏場の疲労回復に抜群です。常食すれば血管の浄化に役立ちます。

☆レタス

レタスは、手でちぎるのが美味しさのポイントです（包丁などの金物がふれると旨味が死んでしまうといいます）。サラダの主役はレタスです。シャキシャキ感とみずみずしさを生で食べる食材ですが、私はみそ汁の具や炒め物、スープなどにも使いますので、量も多くとれます。

レタスは、体脂肪の酸化を防ぎ、血行をよくします。夏場が旬です。一年中出回っておりますが、ちぢれたプリーツレタスやサニーレタスも人気があります。私はサニーレタスの茎が大好きです。

☆ニラ（4月頃から秋まで食べられます）。

ニラは、スタミナ野菜の代表選手です。ニラはネギ類と比べてカロテン（ビタミンA）が豊富。体に抵抗力をつけます。夏バテや風邪をひきやすい人にはお勧めです。昔から寒い地方で食べられてきたことは、ニラに体を温める効果があるからです。常食すれば、冷え性・神経痛に効くといわれたり、胃腸が丈夫になり、風邪もひきにくくなるなど、良いことばかりです。古代からのニラの薬効は高く、農家では畑のあぜに植えて時期が来れば自然に芽吹き育ちます。薬草として大いに使われてきました。スタミナ料理の代名詞である「ニラレバー炒め」は、誰もが知るレバーとの組み合わせがよく、疲労回復に効果的です。

ネギ類（ニラ、ねぎ、玉葱）には、B1がたっぷりです。油との相乗効果のよいレバー炒めは大変に有効な調理法です。手早く調理することがポイントです。昔から、下痢や腹痛によく効くといわれてきました。胃の調子がおかしいときも、効果抜群です。ニラは、冬の寒い時には体の芯から温まります。私は、ニラをみじん切りにして、味噌と混ぜ、かつお節の粉を振りかけて食べます。風邪気味のときは、ニラと卵のニラたま雑炊がききます。

○ニラとキャベツと玉葱のお好み焼。
○ジャガイモを細切りにして、ニラとの卵とじ。
○ニラとハムの卵とじ。
○ニラと春雨と卵の固形スープ。
○ニラとひき肉のニラギョーザなど、簡単料理で体を温めましょう。
※ニラは胃もたれ、胸やけ、げっぷの症状を解消し、腸内有用菌の繁殖を助ける作用もあります。
　カップラーメンには、ニラ、ネギ、パセリをたっぷり入れて熱湯を注ぎます。クエン酸ジュースを加えて飲みます。においの強いものは昔から抜群の強壮効果があります。

☆ジャガイモ

ジャガイモは、体力の細胞を正常に保ち、血圧を調整する働きがあります。カリウムが豊富に含まれています。ジャガイモスープは、血圧に異常がある人にとてもよいのです。ジャガイモは芋類ですが、繊維が少ないので多く食べられる美容食です。わが国でも、静岡県と北海道では、収穫時期が異なります。国内産でも、温暖地では春と秋の2回収穫されるのに、北海道では一回ですが貯蔵されますので一年中出回ります。フライ・煮物・炒め物・スープ・チップス・おやつなど、広く利用します。昔からいろいろと伝えられてきました。ジャガイモの薬効として、胃腸薬・高血圧・腎臓病・むくみにすぐれた薬効を発揮するといわれています。

○ジャガイモの甘みそ煮はすぐできる料理です。昔から作られたお麩を入れたジャガイモの煮物は、昔から親しまれた手軽な料理です（私はこの中にジャコを加えます）。

○ジャガイモスープは元気がでて体が温まります。冷え性に向いています（ジャガイモ、玉葱、人参をよく煮込んだスープです）。

○コロッケはジャガイモと玉葱たっぷりで作ります。とても美味しいですよ。

○肉ジャガやポテトサラダは人気のおかずです。

ジャガイモは、胃腸の粘膜を丈夫にし、また、体内にたまった塩分を排出してくれます。私は新ジャガイモをゆでたら、ゆで湯は捨てずにスープに利用します。血圧の高い人や腎臓機能が低下している人は利用するとよいでしょう。サラダやコロッケを作るときも、ゆで湯は捨てずに使います。

☆たまご

たまごは、食物繊維とビタミンCを補う食品と組み合わせる料理を心がけましょう。たまごは完全栄養食品です。知恵と工夫でさまざまな料理に使用しましょう。

たまごは、さまざまな料理に容易に使用できて、とても重宝ものです。卵の半熟は、消化がよく吸収が早いのです。卵の固ゆでは消化は遅いが、腹もちはよいのです。ただ早く効くか遅く効くかのちがいだけです。

私は卵を焼いたり、炒めたりするときは、植物油を使います。バターを使うと、体が重く感じられ、動作がにぶります。

卵の料理では、食物繊維たっぷりのきのこ類を加えたオムレツ（小松菜ときのこを炒めて卵で包む）などは、栄養のバランスが良い料理です。子どもたちには、野菜たっぷりのジャンボオムレツ（たまご4個・人参・キャベツ・ネギ・ハム・ブロッコリー・パセリ・レタス・ニラ・ジャガイモ）を作ります。カレールーやケチャップなどで食べます。

○お好み焼き（キャベツ・ニラ・シイタケ・山芋）最後に卵を焼く。
○卵とネギとトマトに塩・コショウで味付けして焼き上げる。
○ホウレン草とブロッコリーと卵の炒めもの。
○納豆とパセリを混ぜて、卵を焼いて包みます。
○キウイ、コーン、紫玉葱、アボガド、トマト、ゆで卵のサラダ合わせ。
○卵とトーフと野菜（このこ、ブロッコリー）の煮物。
○厚揚げ・玉葱とニラ玉入り卵スープ。
○ニラ、シイタケ、チリメンジャコの卵とじ。

たまごは、脳も体も若く保つ食品ですが、繊維質は含まれていませんので食物繊維を多く含んでいる食材や酸味食材と合わせた料理で、栄養素をバランスよくとれるように工夫しましょう。身体の疲れや寒気のある時は、卵酒、甘酒、生姜湯、くず湯、おしる粉、小豆がゆ、カキ雑炊などで体を守りましょう。

秋から冬へ備える

人間は摂取したら、消費することです。食べた分、体を動かして次の食事までにお腹を空かすことです。体が必要とする以上のとりすぎは、病気のもとです。体が苦しむ食事をしたら、体内の機能も弱くなってしまいます。人間の体は、必要な分量だけ体に合った食べ物をとることです。腹八分目を守ることが健康の秘訣です。時季の食べ物をとることが体に一番良い食べ方です。大きく分けますと、

◎夏には、体を冷やしてくれる食べ物（土壌より上で育つ野菜）で、水分の多い野菜や果物です。

◎冬には、体を温めてくれる食べ物（土壌より下で育つ野菜）で、冬の寒さの中で育つ野菜は、とてもやわらかな甘味があって栄養抜群です。

きのこ類、海藻類、魚介類も、秋からきびしい冬にかけて育ったものなので生命力に満ちています。

旬の素材をたっぷりとり入れると、工夫次第でバラエティーに富む料理が出来上がります。

◎調理法の五法とは、生物・煮物・焼き物・蒸し物・揚げ物です。

◎味付けの五味とは、苦味・酢味・甘味・辛味・塩味です。

◎主材料の五色とは、赤・黄・青・白・黒色です。

◎人間の五感とは、視覚・聴覚・嗅覚・味覚・触覚です。

目に美味しい食べ物は、体にも美味しくて、特に脳の働きを活発にします。

秋には、スポーツ・味覚・読書と、食欲の秋と実りの秋は何をするにも最高の季節です。秋になりますと、気候の変化から、無性にお腹がすきます。胃腸の働きが活発になり、過ごしやすさの気候から体が冬に備えようと、活動的で楽しむ季節でもあります。栄養価の高い秋の味覚を求める一番よい時期です。夏からの自然に育った露地もので栄養満点の食材や果物が出回ります。

また、旅行やスポーツ、サイクリングと、自分のペースを守れる運動など、自分なりのリラックス法で体と心の健康も含めて冬場の冷えやすい時期は、温泉もよいです。家庭のお風呂で体の芯まで温まる工夫も必要です。

体温の低い人は、血のめぐりをよくすることです。低体温の改善方法には、適度な運動、マッサージ、食事と睡眠、排泄です。体を冷やさない工夫と体を温める食事をとることです。秋から冬場にかけては、鍋物料理、スープ、シチュー、甘酒、豚汁などで体を温め、免疫力を高めましょう。

冬野菜は、土の中で育つ根菜類の煮物は工夫次第で毎日食べ、冷えから体を守る知恵として受け継がれています。家族鍋料理は、グツグツ長時間煮込むことで体の芯から温まり、栄養もたっぷりで、内臓にもやさしく、お腹も心も満たしてくれます。

冬の根菜類は、ニンニク・生姜・根深・玉葱・ゴボウ・ハス・サツマ芋・里芋・大根・人参などです。ほかの食材の牛豚肉・ナッツ類・卵・甘酒等、そして、スパイスや香味野菜は、新陳代謝を活発にし、体もポカポカと温めて、上手に脂肪を燃やしてくれます。大いに利用しましょう。

☆わが家で実る果物

八月下旬から一〇月が旬のイチジクは、食物繊維が多くて、風味豊かで、熟れた甘い香りがあたり一面に漂います。食べ頃のイチジクは、つやがあり、頭の皮が張ってきて、裂けてしまいます。裂けるのは甘味がのった証拠です。イチジクには独特の香りと甘味があります。生で食べるのが一般的ですが、わが家では、ジャムを作ります。さつま芋といちじくのワイン煮も、友がよく作ってくれます。イチジクは、肉や魚料理の後に食べると、胃の負担が軽くなります。また、食べ過ぎた場合のお腹を整腸することに効果があります。便秘にも効きます。イチジクの葉は、昔から、お風呂に入れると、いぼ痔によいと言われておりました。

果物は、体調を整えるエネルギー源です。活力ある毎日に旬の果物をとり、健康づくりに備えましょう。夏には水分の多い、体を冷やしてくれる果物をとります。冬には寒さに負けない病気を寄せつけない果物をとります。

果物には、体調を整える有機酸が多く含まれているので、昔から、芯の種まで全部食べるようにと教わりました。果物の実と芯に栄養があり、皮には食物繊維が含まれているので便秘によいと教えられたのです。幼い頃の躾は忘れないものです。生のまま食べられる果物は、運動をしたときの脳の栄養補給として、また、素早くエネルギーとなり、効果的です。激しいスポーツやストレス状態の時、便秘気味などの時には果物を食べると効果があり、機能性成分の補給源でもあります。

日本には、季節の果物を届け、お互の体を気づかい合う風習があります。特に、病人のお見舞いには、果物がとても喜ばれます。果物は、生のまま食べられる豊富な栄養がすぐとれる優れものです。果物には、体調を整えるビタミン類・果糖・ブドウ糖が多く含まれています。胃腸の消化を活発にするので、なるべく朝とることが望ましく、果物の甘味は自然の甘さで体が一番喜び、生で食べられるので、酵素や栄養素がたっぷりです。

果物は、体をさわやかに目覚めさせる朝いただくと、健康をつくるといわれています。果物の食効を最大限に生かすには、一日の始まりである朝のうちに食べるのが効果的なのです。

日本では、朝茶を飲むと、その日が一日無事に過ごせると、昔の人は信じていました。「朝茶はその日の難のがれ」という諺もあります。朝のお茶には福があるから、その日の災難をのがれることができるという言い伝えですが、お茶のカフェインの働きが、頭をすっきりさせ、フッ素の成分が虫歯を予防するなどの効用から、朝のお茶は眠気をはらい、神経や筋肉を活性化します。

日本の緑茶は、健康を守る優等生であり、現在でも、遠出をするときや受験勉強の時、また、お客さんのおもてなしに、お茶は最適の飲み物として活用されております。

※ジャムを作る。

自然のおいしさがたっぷり詰まったジャム。昔から保存食として作られてきたジャム。ジャムを作るポイントは、大きめの鍋で作ると短時間でできるということです。私は、梅・イチゴ・イチジク・トマト・山桃・キンカンなどで作りますが、作り方は同じです。長期保存するために、砂糖を加えたりハチミツや水あめを使います。たくさん作る時はクエン酸を使うと色もよく、保存性が高まります。

冬の野菜

冬の寒い時期は脂肪を多めにとります。脂肪の少ない食事は腹持ちが悪く、空腹が長く続くと体が冷え、風邪をひきやすくなります。冬には、体を温めてくれる食事をとりましょう。空気の乾燥からくるカサカサには、食事によって脂肪を補給して、体の中から予防することも大切です。

寒い時季は、魚介類もおいしい季節です。家族だんらんで鍋物（キムチ鍋・豚汁・あんこう鍋・湯豆腐・おでん・すき焼・シチュー・ちゃんこ鍋）などで、体を温めましょう。冬場の魚をはじめ、脂ののっている栄養価の高い旬の食材を、積極的に料理に加えましょう。体を温めることは、生命に活力を与える大切なことです。昔から土壌の中で育つ野菜は、体を温めるといわれています。

冬野菜は、厳しい寒さの間、土の中でドンドン栄養分を吸収します。冬野菜は、寒くなるほど甘味を増して、美味しくなります。それは野菜も、自分の力で生きようとして、地力（水・太陽・空気・土壌の虫・生き物）から養分を吸いあげて、みずみずしさとおいしさを守ろうとするのです。

両親から聞いた、霜が降りると野菜が甘くなるという生活の知恵は、本当の生きた言葉です。寒くなると、家族で囲む手軽で栄養たっぷりの鍋料理は、体の芯から温めてくれます。寒いときに体力の消耗を補う効率の良い栄養補給の鍋もので、心も体も満たされる食事をとり、お風呂や睡眠で体力維持につとめ、冬の寒さに負けない体づくりを実践しましょう。

古い諺に「頭寒足熱」といい、健康なときは頭がのぼせず、足のほうが温かい。健康を保つためには、頭を冷やして、足を温めるようにするのがよいということです。冬、眠るときなど足を温めるとよく眠れることは誰もが経験していることです。エコ対策の一つ、冬の快眠のパートナーである湯たんぽの力は昔の知恵です。足を温めれば温まった血液が全身をめぐり、体温を保ってくれます。

温帯地方の日本は、春夏秋冬の四季の変化がはっきりしています。人間の体には体温の変化などなく、一定の体温を保つ状態になっております。運動をしたときや夏場の気温が上がったときは、体の血管は拡がり、体温を下げようと体熱を発散させます。それが汗として出ます。逆に寒くなると、体の熱を逃さないよう血管を縮めて体温を一定に保とうと働きます。

人間の体は、夏と冬とでは代謝がちがいます。外気の温度が低い冬は、体温が奪われるために、脂肪を多めに補給します。暦の上では、いよいよ時節の到来「立冬」から、だんだんと日が短くなりはじめます。初雪の便りや空っ風が吹く時季に近づきつつ、庭の木々も色づき菊の花も開花期となり、山々もあざやかな紅葉がはえ、深まりゆく季節は霜月です。

家庭の行事でもある一一月一五日、子どもの健やかな成長と将来の幸福を願い、神社に参拝する七五三参りの日です。男の子は三歳と五歳、女の子は三歳と七歳にお祝いする、子どもの大きく飛躍することを祈願するにふさわしい祈りの日です。

体調管理に気をつけて、寒気がつのりゆく日々、一年の中で最も昼が短くて夜が最も長くなる日を「冬至」と呼んでいます。古来より、冬至の日にはカボチャを食べ、柚子湯に入り、無病息災を祈る習慣がありましたが、現在も続いています。柚子湯に入ると体が温まり（保温効果）風邪をひかなくなります。肌のひびやあかぎれにも効くという言い伝えがあります。

カボチャを食べると長生きするなどと昔からいわれてきました。カボチャには、ビタミンA（カロテン）が豊富に含まれていて、体の粘膜を強化し、抵抗力をつけて、風邪を予防する働きがあります。寒い時期にカボチャを食べることは理にかなっているのです。栄養的にすぐれているカボチャは、大いに利用すべきです。甘みがあり、色もあざやかですので、お菓子やおやつに使うのもいいでしょう。

ビタミンAは、油と一緒にとると体内での吸収がきわめてよくなります。天ぷらや炒めものの調理がよいのですが現代人は脂肪のとりすぎが多いためスープやシチューなど緑黄野菜が不足した日の献立の一品に使うとよいでしょう。戦後の食糧難時代には、カボチャが食糧不足を補いとても人助けとなりました。カボチャは栄養のバランスがとてもよく冷え性や疲れやすい人、夏バテ予防に効き、内臓の働きを助け、体を温める作用があります。高血圧や糖尿病の患者にはカボチャがよいといいます。トマト・人参・ミカンもカロテンが多い食品ですが、食べすぎには害があるということで「過ぎたるは及ばざるがごとし」です。また、冬至には、こんにゃくや小豆がゆを食べたりしました。

昔から、こんにゃくは、砂払いといわれ、整腸作用があり、ノンカロリー食品として人気があります。コレステロールを積極的に排泄させる食物繊維の効用と、自家製こんにゃくの舌ざわりのよさと、煮物にすると味がしみこみやすく、時期の食材はありがたいものです。腸の中にたまった老廃物を排出し、腸を守ります。

小豆がゆは、昔から内臓機能をやわらげる働きと、体内の余分な水分の調節（利尿作用）をしてくれます。お汁粉なども同じく、夏バテ防止、便秘の予防などに、抜群の効果を発揮します。昔から、脚気の妙薬とされていました。

夜が一番長い冬至には、これらを食べて体を労わってきた理由が分かります。古代からの暮らしにまつわる四季折々の風物が、わが家には、そのまま生かされております。

冬山の寒さにうち勝つ食べ物。昔の人は、天日干しで食べものの保存と自分の技と手間をかける生活で健康を守ってきました。切り干大根、こんにゃく、ニンニクうどん、ヨモギうどん、ウド、タラの芽の天ぷら、コゴミ・ミズナ・ワラビ・キャラブキ・ゼンマイ・野沢菜・たくあんは、塩漬けにした冬場の貴重な栄養源として役立てられた、昔からの保存食です。

昔からの発酵食品たくあん漬けは、大根を寒中で天日干しをして、小糠と塩とカラシ、昆布で漬け込むもので、渋柿の皮をむき、一緒に漬け込みますと、柿に含まれているビタミンDも、甘味もしみこみ、有用菌の力で発酵する栄養価の高いたくあん漬けが出来上がります。添加物を加えない、手間と時間と母の愛情から代々続く、腸を丈夫にする食品です。家族の健康を守る昔からの糠漬けで、腸は守られてきました。

腸は、第二の脳といわれるほど重要な臓器といわれております。昔からの保存食として漬け物、塩漬け、ソバ、穀物類は、最も大切な食事として代々受け継がれ、現在も、実行されています。私も、食物をよく天日干しをして保存します。

果物では、フルーツ酢を作ります。レモン・キウイ・梅・リンゴ・ブドウ・ゴーヤ・ニンニクは、穀物酢で簡単に作れます。ハチミツや砂糖・黒砂糖・氷砂糖などで何種類か手作りをし、飲み比べても楽しいものです。果物の味がお酢を気軽にとりやすくて、果実の風味や栄養の含まれた自家製ドリンクです。お酢は、体を冷やす働きがあります。夏場の暑い時期はジュースのかわりに飲みます。

私の梅熟酢は、そのまま飲める最高に美味のクエン酸です。油物の食事の時には、酢があると燃焼が早く、私はいつも酢を加えます。

一番便利な食材は、大根を加工した切り干し大根です。焼そば・スパゲティー・パスタ・ゴボウとのきんぴらなどの含め煮や、お寿司の具に使います。保存食として毎年作ります。

冬野菜のいろいろ

☆ゴボウ

ゴボウの香りは、皮の部分にあります。ですから昔から、皮むきは、包丁の背で軽くこそげる程度がよいと、言われてきました。アクが強いので、切ったら水に十分さらします。酢を入れると、白くきれいになります。食物繊維が多く、腸の働きを整え、コレステロールをコントロールする働きをしてくれます。便秘の人が常食すれば、症状の軽減が期待できます。

ゴボウは、食物繊維がとても豊富なので、ゴボウ料理を食すと、腸を刺激し蠕動運動を活発にし、腸内で乳酸菌の活動を促進させ、整腸作用を助けますから便秘に有効です。体の毒素も排泄してくれますので、血液が浄化され、肌も美しく保たれます。糖尿病患者の食事としても大変喜ばれます。また、ゴボウの繊維質は、体を温めますので、冷え性対策としても有効です。

○きんぴら・サラダ・煮物・天ぷら・汁物など、用途は広くさまざまな料理を工夫できます。

○ゴボウと人参のゴマ和えは、体をポカポカと温めます。

○ギョーザは、ゴボウとレタスのみじん切りとひき肉を合わせて作ります。ゴボウと豚肉の組み合わせは栄養のバランスがよく、加えて、ゴボウの香りが肉の臭みを消して旨味を出してくれます。

○ゴボウとレンコンの煮物は、食物繊維が抜群で便秘の人にとても有効です。

○ゴボウと牛肉の炒め煮。

○ゴボウ・人参・ハス・こんにゃく・シイタケの五目煮。

○豚肉・ゴボウ・シイタケ・人参・昆布の含め煮。

○ゴボウ・人参・山芋のサラダ(千切りにし、茹でて水気を切り、マヨネーズとしょうゆ少々で和えます)。

○ゴボウとこんにゃく・牛肉の煮物。

ゴボウなどの根菜類には、炎症（はれもの）を散らしてくれる効果や、体を芯から温めて冷え性を改善できる性質がありますので、寒い冬には根菜類を多いに活用しましょう。山芋・レンコン・ゴマ・

クルミ・ニラ・生姜・せり・ニンニク・人参・黒豆なども体を温めてくれ、冷え性対策に人気がありますので、寒い時期には大いに食したい食材です。

☆レンコン

レンコンは、煮る・炒める・蒸す・揚げる・すりおろす等の調理に使えますので、特に冬には大活躍です。レンコンは糸を引く粘り気のある食品で、胃の粘膜を保護する作用があります。レンコンはアクが強いので、切り口が空気に触れると酸化して黒ずんでいくので、切ったらすぐに酢水（2％）にさらしましょう。つけ時間は短かくてよいのです。レンコンは、ずんぐりして丸みがある形のもので穴は小さくまっすぐの物が「日本種」のレンコンで、味もよく糸をひきます。漂白されていないものを選びましょう。レンコン料理としてはいろいろ工夫されていますが、次のものがポピュラーです。

○レンコンのきんぴら
○すりおろしてカレーやシチューに入れる。
○みそ汁の具や五目寿司の具。
○酢ハス。レンコンのはさみ揚げ。などに使います。レンコンは昔から万病によいといわれ、健胃剤ともいわれてきました。レンコンは水に溶けない食物繊維です。消化されずに腸まで到達します。排泄までの時間が短く便通をよくするのです。セロリやりんごは、水に溶けるもの・水に溶けないものの両方の繊維質をもちあわせている食品です。食べすぎると、胃腸を害することがあります。

☆きのこ

きのこは、古くから秋の食卓を豊かに彩ってきた秋の代表野菜です。きのこは、食物繊維の豊富なノンカロリーの健康食材です。便秘の予防にとてもよい食材です。血液中のコレステロールを低下させ、成人病を予防し、脂肪の代謝をよくして肥満を防ぐ働きをしてくれます。

シメジは昔から「においまつたけ、味シメジ」と言われるほど味が抜群でしたが、今一般に店頭に出回っているシメジは、人工栽培のものです。きのこは、油をよく吸いますので、調理の際は要注意です。炒める時は、強火で短時間で調理するようにしましょう。

シイタケは、昔から不老長寿の妙薬の一つです。古来から昆布とともにだしとして、日本料理に欠かせない、味と香りのよさで重用されている日本の代表的食用キノコです。干しシイタケのビタミンDは骨の形成に欠かせない栄養素で、カルシウムと一緒にとると効果的です。シイタケの栄養素は、太陽に当てるとビタミンDに変化するといわれます。私は、生シイタケも干しシイタケも、必ず広げて日に干します。30分以上、長いほど効果が高く、裏を上にして干します。保存する場合には、数日かかります。シイタケは、鍋物・煮物・焼き物等、応用範囲の広い食品です。干しシイタケは、ぜひ家庭に常備しておきたいものです。

シイタケには、肥満防止・血圧降下・整腸作用・コレステロールの血管への沈着を抑えてくれる効果があります。日本のシイタケは、昔から貴重な食材で、ダシ汁には欠かせない必要なものでした。昔から農家では、シイタケを栽培して、食用に使ってきました。

エノキ茸は、４月に入ると安く手に入ります。５束ほど買い求めて２㎝に切ります。だし汁と砂糖で煮つめ、汁が少なくなったころに醤油で味つけをし、焦げないように炒り煮をすると出来上りです。

☆キャベツ

キャベツは食べる胃腸薬です。傷ついた胃腸をやさしく作用してくれます。キャベツには、春キャベツと冬キャベツがあります。昔はカンランと呼んでいました。キャベツの葉は昔から外側の青葉と、葉の芯の白い部分に最も栄養価が高いので、捨てるところはなく全部を利用し、体調をこわした身体を保護したものです。今でも、薬にたよらずに胃腸を守る人は、外側の青い葉を捨てずに使って青汁を作り、胃腸を正常にする人も多いのです。

青汁の作り方

葉をきれいに洗い、蒸すか茹でます。火を通すことで甘味が増します。適当に切り、ミキサーで攪拌します。ミキサーが上手に回転するようにお湯を加えましょう。濃いめに作り、ペットボトルに入れ保管します。飲むときにお湯を加えて飲みます。夏場は製氷皿に入れて、いろいろに使います。野菜が多いときには、濃いめに青汁を作ってポトルに入れ、冷凍保存します。ニガウリも同じく青汁やジャム、佃煮に作り、保存しておきますと便利です。

キャベツ巻きの簡単レシピ

材　料　キャベツ1個

油あげ　1袋（5枚入）

かんぴょうか糸こんにゃく、春雨のどれでもよい、結びに使います。

だし汁（酒・みりん・しょうゆ各大さじ1と2分の1で煮含めます）。その家の味にする。

作り方　①油あげは開いて油ぬきをします。

②キャベツ5枚はそのまま熱湯に入れ、しんなりさせます（芯はとる）。

③まな板に油あげを開いて、その上にキャベツ②を重ねます。
④くるくる棒状にまるめ巻きにし、糸こんにゃくかかんぴょうで結びます。
⑤ナベにだし汁を作り、酒、みりん、しょうゆ味で③を煮含めます。

☆栗

栗は、昔は高級食材でしたが、気軽に食べられるようになり、庶民の手にも届くように定着しました。子どもの頃は山栗をよく取りに行ったものです。小さな実の中に栄養素がぎっしり詰まった栗は秋の恵みです。病後の人、お年寄り、幼児などに適した滋養食品です。鬼皮は、一晩水につけておくと簡単にむけます。渋皮は、鬼皮をむいてから水とともにすり鉢に入れ、こすりながら洗うととれます。血圧の高い人には栗ご飯です。カリウムが多いので、疲労回復に有効です。

栗は蒸して（20分位）から半分に切って、中身をスプーンでとり出します。サツマ芋と一緒にして私は、蒸しパンを作ります。栗はゆでて自然の味とホクホク感を楽しむおやつにもよく、栗の甘露煮、茶碗蒸などにも一般向きです。

☆生姜

九月下旬頃より畑から掘り出して、いろいろに分類します。お菜用・生食用・保存用・すりおろし用として使います。昔からの生活の知恵です。寒い冬には、すりおろして容器に入れ冷凍し、いろいろに使います。（生姜湯・甘酒・カレー・シチュー・肉・魚・めん類）に入れたり、生姜のつくだ煮や甘酢漬けを作ります。新生姜の小粒は洗って、そのまま味噌をからめて食べます。

私は、生姜のすりおろしと黒砂糖とお酒を入れて寒い時はお湯割りにして飲みます。血液の循環をよくし、内臓の働きを活発にしてくれます。生姜は薬味として、魚や肉の臭いを消すので、毒消しとして昔から料理に使われてきました。生姜は殺菌作用があります。昔は、セキ止めの妙薬ともいわれていました。

香辛料・調味料として使います。私は、長期保存用として、ハチミツ漬けを作ります。生姜をスライスして、熱湯に塩を入れ、生姜をくぐらせて水気を切り、ビンの中に入れます。ハチミツも生姜がかぶるほど入れます。冬の冷え込む季節にはお湯割りで飲みます。体を温め、唾液の分泌をよくし、食欲を増進させる働きをします。

昔から料理にはなくてはならない万能効果をもっています。風味づけや腸の毒消しと、レバーの臭い消しにも最適です。血行をよくし、口の中で香りが漂い体の芯から温まる生姜湯は、ハチミツ・甘酒・紅茶・くず湯などのホットな飲み物にも合います。昔ながらの生活の知恵として、身近な食材を活かした自然のパワーの存在の一つです。冷えの解消や免疫力を高めるなどの生姜の力を広く利用してのポカポカ対策は、体内から元気を取り戻し、実行することが身体を守ります。

生姜は、一年中利用できる香味野菜であり、調味料です。夏バテで食欲が出ないときや消化不良で胃腸の調子がおかしい時、食あたりの時など、生姜のしぼり汁をお湯でうすめて飲みます。昔から生姜湯としてお風呂に葉や茎をきざみ古根をスライスして布袋に入れ湯船に浮かべて、冷え性・肩こり・打ち身を改善したりと、身体の内側と外側から身体を守る昔からの知恵と工夫は活用したいものです。

☆そば

古来からの日本そばには、効用や縁起（新年の幸運、引っ越そば、長生きそばなど）をかつぎ、日本の穀物として全国で作られ食べられてきました。そばは、八月中旬頃に種を蒔きます。生育期間が60～80日と短く、山地、やせ地、乾燥地でも栽培できる利点があります。刈りとりは、一〇月末です。肥料も農薬も使わずに収穫できます。昔の人は、ひでりに備えるため農家では、どこの家でも作り、私の生家でも自家製でした。私はそばが大好物で、私の体の掃除役です。

食物繊維が豊富で健康的なそばは、煮えやすく、消化もよい利点があります。少し小腹がすく時には、立ち食いそばや軽食として利用する人も多いものです。そばは、かつお節とシイタケの醤油味にトロロ芋・きざみネギ・セリ・七味辛子・大根おろしなどの薬味の組み合わせは、とてもバランスのよい食べものです。

そばの栄養素であるネバネバ（ルチン）の成分は、毛細血管を丈夫にし、血液の流れをよくします。血圧を正常に保つ働きがあり、動脈硬化を防ぐだけでなく、脳細胞の働きも促進します。記憶力を向上させ、脳の老化を防ぎ、脳卒中の予防によいそばのルチンは、そばを茹でるとお湯に流れ出てしまうことから、そば湯を飲むとよいと言われています。体内の余分な塩分を排泄する作用があるため、高血圧を防ぎます。古くから、そばは糖尿病によいからと主食にするほど、知られていました。繊維質が多く便通がよく、胃腸にたまっているカスを取り去る作用があります。血中コレステロールを抑える作用もあり、昔からそばは、生活習慣予防にとてもよいヘルシー食とも言われていました。

私は一年中食べます。忙しいときにはそばがきを作ります。甘皮（お腹の掃除役）の入っている生そば粉を使います。おわんに生そば粉を入れ、熱湯ですばやく練りまぜて醤油を加えて食べますが、そばつゆがあれば便利です。私は煮干の粉末を一緒に練りませて食べます。他にも野菜と一緒にスイトンでも食べます。そばは、料理が簡単で食べたい時にすぐ作れる軽食として、昔から人気がありました。

そばに添える野菜は、ネギ・セリ・ニラ・ノビル・焼きのり・若布・小松菜など、青野菜も一緒にとることは、長い経験からの先人の教えです。青野菜を加えることでビタミンC、カロテンが補えてバランスのとれた健康食です。家庭に常備されている根菜類で作るそばスイトンは、軽くてダイエットにも効果があります。私は身体が要求するときに作ります。そばスイトンには山芋・オクラ・パセリ・根深・白菜・里芋・こんにゃくなどを一緒に使って作ります。昔から、細く長く生きるにはそばを食べなさいと言われた理由は、ルチンにあります。血管の目づまりを防いで毛細血管を丈夫にするので、血行がよくなり血圧を安定させるといわれています。

引っ越しそばは、皆さんの「おそば」でいつまでもおつきあいをしたいとの願いを込めて配ります。

年越しそばは、大晦日に食べます。わが家では、菩提寺が近いことから、お寺の恒例行事の一つ「鐘突き」（煩悩送り）をすませてから、年越しそばをいただきます。

年越しそばには、新年の幸運・好運は、そばから長々かきこむ、また、そばのように長生きするなどの縁起をかつぐいい伝えがあります。そばにはドロドロの血をサラサラにし、血管を丈夫で柔らかくする効果があります。そば湯を飲んだり、そばがきを食べたりして先人の知恵に触れ、季節の節目にしっかり食べることで無病息災を願う意味も込められています。寒い時のそばは、とても体によく、お正月のおせち料理との組み合わせも、とても体が喜びます。そばは安心な主食です。

☆ニンニク

　スタミナ源ニンニクは、わが家の活力源であり常備薬です。ニンニクには新陳代謝を促進する作用があります。人間の体は新陳代謝が活発になることにより体の中に入った食べものが十分消化吸収され栄養分が体のすみずみまでいきわたります。ニンニクは、精力増強として昔から食べられてきました。体を温める野菜の王様として、各種の料理に欠かせない食材の一つです。殺菌作用も強く、体が疲れている時の疲労回復や成人病予防、抗酸化作用、免疫力アップなどに効果的です。

　ニンニクは、体を温めてくれる代名詞です。ネギ属の植物には、古くから血液をサラサラにする働きがあります。私はニンニクを（15個）加熱（冷）してからすりおろします。ハチミツ（300g）と混ぜて滋養強壮として常用します。若々しい健康美としてのスタミナ源です。昔は、焼いて家族で食べました。冬の寒い時期には、かぜ予防として、水あめとスライスしたニンニクを弱火で煮つめて体を守る工夫をしたり、冷え性の改善やセキ止めとしても役立てたものです。現在は、食生活改善として、病気を寄せつけない、健康を維持するための心強い味方としてニンニクの力を活用しています。

　ニンニクをすぐ食べるには、皮つきのまま1個を電子レンジで一分加熱しますと早いです。また、ガスレンジで焼いても早いです。元気がないときや寒い冬場には、豚肉とニンニクの組み合わせがなによりです。他にも、うどん作り、パスタ作り、ラーメン作りの時に活用します。天ぷらとニンニクたっぷりのラーメンを食すと元気がでます。

　ニンニクは、腸の働きを活発にし、便秘にも効きます。更年期・老化防止・病気予防のために、血管や血液の酸化を防ぎ、全身の血流をスムーズにすることで健康を保ちます。

　ニンニクは、蒸してよし、煮てよし、揚げてよし、焼いてよしと便利で使い安い食材です。疲れ知らずと寒さ知らずで、朝の目覚めにもよく、適宜に食べると快適に過ごせます。夏の猛暑の労働には、ニンニクとゴーヤの卵とじ、酢の物（ウリもみ）、カレーライスなどに使用し、元気を補給しましょう。

○ニラとニンニクと玉葱のスライスを卵とじにする。本つゆと七味カラシを入れるだけ。

○パセリとニンニクと豚肉を塩コショウで炒める。

○豚肉とゴーヤを油で炒めて、焼肉のたれで味つけする。盛りつけに、ネギかパセリを振りかける。

○ニンニクは、体の末梢の血液循環をよくする働きがあります。血管を拡張するので、血液の循環がよくなるために体が温まります。夏場は水分も十分とりましょう。

○ニンニクは、病気にかかりにくくする働きがあるとして薬用され、古来から、強壮効果のあるスタミナ食として知られています。食中毒予防、寄生虫予防などとしても昔から用いられています。

○ニンニクは、肉料理に使うと味がよくなるので、肉・魚の香辛料として使われます。油との相性がよく、ニンニクを加熱していろいろに使いますと、動脈硬化に有効です。

玉葱・ニンニク・ニラ・ノビル・エシャレット・ラッキョウ・根深ネギ等のネギ属の植物は、血液の固まるのを防ぎ、血栓を予防するといいます。肉食の多い人には、ネギ類は欠かせないものです。

緑の野菜の少ない冬の時期には、ニンニクは重宝です。カボチャ・セロリ・キャベツのスープや根菜類ときのこたっぷりの鍋物・シチュー・蒲焼・イルカの煮つけ等は、寒さから体を守ります。ご飯中心で、スタミナ食ニンニクと、ビタミンＡ（粘膜）と脂肪（乳酸菌）とビタミンＣ（骨・血管を強化、細胞の老化を防止）の淡色野菜、果物をバランスよく食べて、寒い時期を乗り切って、体力・気力を養いたいものです。根菜類や香味野菜の料理で体温を維持することも、冬場の健康法です。

☆カボチャ

冬至にカボチャを食べる習慣は、野菜不足からの生活の知恵でした。カボチャには栄養が凝縮しています。カボチャは、戦後の食糧難時代には、多くの人がカボチャで命びろいをしたといわれるほど栄養のバランスがよいのです。内臓の働きを助け、体を温める作用があるので、冷え性や疲れやすい人が食すとよく、夏バテ予防にも効く強精野菜です。寒い時期には保存もできます。

カボチャは、かぜ予防や脳卒中予防に効果的と、昔の人の生活の知恵から守られてきた野菜で、食物繊維が多いために便通もよくなり、老化を防ぐ効果もあるのです。日本の風習として、各地で昔から冬至にカボチャを食べることが、現在にも受け継がれております。

カボチャに多く含まれているビタミンAには、体の粘膜を強化し抵抗力をつけて風邪を予防する働きがあります。寒い時期にカボチャを食べることは、とても理にかなっているのです。カボチャのワタには、カロテンが果肉の五倍も多いので利用すべきです。寒い冬場を乗り切るために、夏に採れるカボチャを冬に活用する知恵は、古くからの教えです。カボチャスープ・クリーム煮・人参がゆ・小豆がゆ等で、心も体もホカホカにして本格的な冬に備えましょう。

☆（付録）ユズ・キンカンなどの柑橘類

冬至は、太陽が最も南に片寄るので、一年中で一番昼が短くて夜の長い日になります。寒気は深まりしも、この日を境に昼が少しずつ長くなっていきます。カボチャを食べ、ユズ湯に入る風習がありょます。ユズ風呂は、ユズの油が肌荒れや冷え性に効くので体が温まり、風邪をひきにくくなります。香りの強い冬のユズ風呂に入って、身体を清める意味あいも強く伝えられてきました。

ユズ・夏ミカン・レモンには、精油分が多いので、肌に効果的に作用します。また、体を温める温熱効果があります。体を芯から温めてくれます。風呂から上がっても湯ざめをしにくく、ポカポカと温かく保ってくれます。肌荒れを直し、肌をなめらかに美しくする効果もあります。

私は、ユズで化粧水やジュースも作ります。ユズとハチミツとホワイトリカー少々で漬けるユズ酒は、動脈硬化や貧血の予防に効果があります。体の冷えや肌荒れでお悩みの方は、レモン風呂やユズ風呂に入るとよいです。ユズ・レモン・夏みかんは、ビタミンCが柑橘類でトップです。ビタミンCは肝臓の働きを助けます。私は、冬の寒さに強いユズのハチミツ漬け、レモンのハチミツ漬けを毎年作ります。美容効果や疲労回復効果がありますので、一年中飲みます。

また、レモンの皮をおろし金ですり、歯ブラシにつけて磨きますと歯が白くなります。面倒な人は、クシ形にレモンを切って歯と歯ぐきをマッサージするようにすると、歯がきれいになります。柑橘類は、このように昔からさまざまに使われてきました。

皮ごと食べるキンカンは、生食が一番です。皮に栄養があります。昔からせき・のど・たんに効くことから、現在も、お年寄りの方は甘露煮にして、風邪の予防に利用する人が多いです。副作用がなく、おやつやお茶受け、料理のつけあわせにしても喜ばれます。

普段から食べていると、粘膜を強くする作用があります。のどの妙薬であることは皆さんご存知のとおりです。ほろ苦味が胃を刺激し、消化機能を高めます。お正月など食べすぎた時につまむのも、効果的です。昔から、咳の特効薬として好まれてきました。常備しておくと便利です。

○常備したい「キンカンの砂糖煮」の作り方

① キンカンはきれいに洗います。

②　キンカンと水は、キンカンがかぶるくらいのひたひたの水と砂糖を加えます（キンカンの重量の1・5～2倍です）。砂糖は好みで加減してください。

③　弱火で汁気がなくなるまで煮つめます。つやがでてくると、出来上がりです。

寒い時期には、毎日食べてもよいでしょう。ビタミンAとC（実にカロテン、皮にCとカルシウム）が多く含まれていて、風邪予防にも効きます。肌荒れなどを予防しますので、美容にもとてもよいものです。私は毎年作ります。

☆人参

人参は、昔から「精がつく」ということで、現在は成人病予防の強い味方です。和洋中のどの料理にも合います。生でよし、煮ても炒めても漬け物にしても、おいしくいただけます。昔から3寸人参一本を常食すると、生活習慣病を寄せつけないというほど効果的です。昔は、現在のような医学がありませんから、人参ご飯をよく食べて、体を守ったのです。先人の知恵です。

現代の医学では、人参を常食していると、風邪予防になり、人参のカロテン（ビタミンA）がのどや鼻の粘膜を丈夫にし、細菌に対して抵抗力を増す働きがあること、血圧を下げることも知られております。ジュースにして朝昼晩、3食ごとに飲むと、高血圧の改善につながります。

最近の研究の成果によって、私たちはたいへん助けていただいております。血液中のカロテン量が少ないと、がんの発生率が高いことが証明されています。人参は、特にすい臓がんや肺がんなど、喫煙に関連したがんを抑える効果があります。

人参は、秋から冬にかけておいしくなります。煮もの・炒めもの・漬け物・揚げもの・おやつの食材になる万能野菜です。どこの家庭でも常備野菜の一つです。人参には食物繊維が多くて生活習慣病（糖尿病や高血圧）の予防によく、冷え性にも効果的です。体も温めてくれます。目にもよく眼病の予防（老眼・白内障・鳥目・近視予防）に効き目があり、ビタミンCと一緒にとると特に効果的です。

人参の葉は、お菓子作りや鍋物に（団子にして）入れたりして活用します。大根葉やキャベツ、セロリの葉と一緒に青汁にして飲みます。

人参三本とリンゴ半分をすりおろして飲みます。医者も勧めるほど人参ジュースは、体によくて美容効果の高いものです。胃腸に優しく腎臓病のむくみにもよい、カロテンの豊富さに、アメリカでは一日一本人参を食べることを奨励しているそうです。ヨーロッパでは、赤ん坊の離乳食は人参ジュースから始めるといいます。人参は、天ぷらやきんぴらゴボウ、炒めものなどにも活用できます。カロテンは、皮のすぐ下に多いので私は皮はむかずに丸ごと使います。油で調理すると、吸収率がよくなります。みそ汁の具にも油揚げと一緒に使います。大根と里芋と人参と昆布の煮物は体力がつきます。

○大根と人参の紅白なま酢は、昔からお惣菜として親しまれてきました。

○人参の細切りと小松菜、サクラエビの炒め物。

○人参・エリンゲ・ホウレン草のバター炒め。

○汁もの・天ぷら・煮物・人参ジャム・ジュース・人参ご飯など、毎日、人参料理を工夫しましょう。

昔は、人参は煮て食べる野菜とされて、火を通すことで甘味が増すといわれていました。青汁やジュースも、私は火を通してからミキサーで攪拌します。濃い甘味ですので、お湯をたして飲みます。

昔は、寒い冬場は、人参ご飯で体を温めたものです。現在は煮物、カレー、鍋物で体を温め、胃腸の機能を高めて冷え性や貧血の改善に活用します。人参は、全身をよくする強壮剤です。

☆大根・大根葉

大根は、大根おろし・煮物・漬け物・乾燥物と利用範囲が広く、刺身のツマなどにも使います。昔から七草の一つです。私は、大根の葉を青汁に使います。甘くて、色もよく、消化不良の解消、胸やけにも効きます。掘りたての大根は、生の千切りや大根おろしが一番です。切り干し大根は、古人の知恵から生まれた保存食品です。私は、保存がきくので毎年作ります。干すことで栄養素が増加し、独特の風味が醸し出されますので、よく乾燥して保存します。

大根の旬は秋から冬です。冬場の寒さでぐんぐん甘みが増して美味しくなった大根は、冬の家庭料理になくてはならない素材です。食物の消化を助け、腸の働きを整えます。ご飯やもち、芋などを食べすぎて胃のもたれを感じたときなどは、大根おろしを食べると、スッキリと楽になります。

大根は、たんぱく質や脂肪の消化も促します。焼き魚・焼き肉・揚げ物におろしが欠かせないのもこのためです。胃酸を中和する作用もします。ゲップ・胃もたれ・胸やけ・胃酸過多の諸症状も改善します。胃の不快感が解消するとともにビタミンCが肝臓の機能を高めるのに役立ちます。

○魚と大根のツマは、絶妙の組み合わせです。
○大根と豚肉の煮物は最高です。
○せん切りにしてみそ汁の具にしたり、漬け物やなますに使います。
○葉の部分は、きざんでゴマ油で炒め醤油味をつけ、ワカメを細かくきざんでふりかけます。
○大根葉とちくわの卵とじ　①ちくわを薄く切り、葉は適当に切る。
②ナベに油を熱して、大根葉を炒め、チクワも入れます。
③醤油・酒・卵を入れて煮ます。卵に火が通れば出来上がり。

○大根の部位　①青汁、葉は炒めもの。
②生で食べます。辛味が弱い部分（おろしによい。辛味が苦手な人によい）
やや堅めで甘みが強く、サラダ、酢の物にもよいです。
③柔らかいので煮物や炒めもの、糠漬けに向いています。
④辛味が強い部分は、おろしやみそ汁の具に最適です。

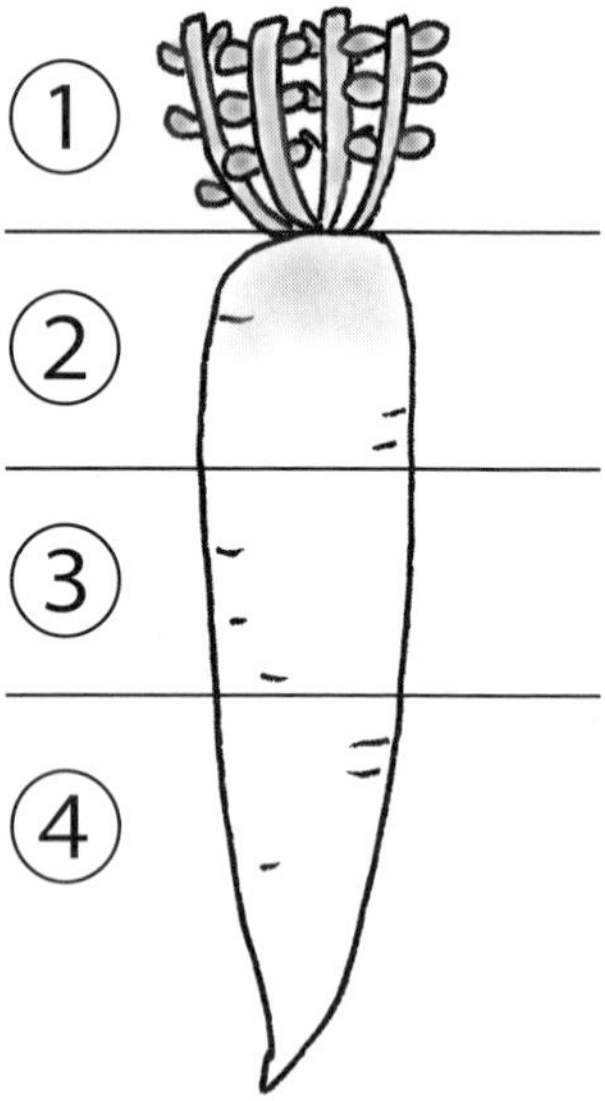

○切り干し大根は水でもどして使います。鍋にゴマ油を入れて干し大根を炒め、醤油・砂糖・酒少々で煮含めます。盛り付けに一味をふります。

○干し大根は半生くらいにして、昆布の細切りとだし醤油で漬け込みます。一日で食べられます。

○切り干し大根と昆布の煮物は、水でもどした干し大根をゴマ油で炒めます。昆布は早煮昆布を使います。炒めた大根の中に入れ、ポン酢醤油で煮含めます。酢が入ることで味がしみこみやすく、さっぱり仕上がります。

○便秘は万病の元といいますが、大根は便秘にもよいのです。おろしや千切りにして生のまま食べるだけで便秘に効くのです。切り干し大根は、寒い地方の保存食として私たちの食文化にも使われる栄養価の高い健康食品です。古人の知恵が現在もりっぱに活かされております。

☆こんにゃく芋

九月のお彼岸頃から、コンニャク芋を掘り手作りコンニャクを作ります。わが家では畑に自生するコンニャク芋をきれいに洗い、おろし金ですりおろして作ります。低カロリーで食物繊維も豊富です。昔から腸の砂払いと言われてきました。腸の中の良い菌をふやし、腸の大掃除をすることで腸の働きを高めます。血圧を下げる働きや、肥満予防、過度の塩分・糖分を追い出して、コレステロール値を下げる働きをします。食物繊維は、腸内で活発に働き、大腸も刺激されて排泄を促す作用をするので便秘解消に役立ちます。刺身コンニャク、おでん煮、牛肉との甘辛煮、甘酢のみそかけ、ゴマ油の炒め煮、コンニャクと生姜の煮物、白和え、などの料理に使います。

コンニャク作りは、その家々で好みがあります。作る時のソーダと水加減で出来上がりが違います。

ごはん料理の素材選びに役立つ　ひと目でわかる各栄養素を多く含む食品（1人分の目安量）

食塩を多く含む食品

- しらす干し（大さじ4）2.4
- 塩さけ（1切れ）4.1(g)
- 蒸しかまぼこ（1cm厚さ4枚）2.3
- 昆布の佃煮（大さじ3）3.7
- たくあん（5切れ）2.1
- いかの塩辛（大さじ1 1/2）3.4
- 梅干し（1個）2.1
- たらこ（1腹弱）3.3
- あじの干物（中1枚）1.2
- 塩たら（小1切れ）2.6
- 白菜の塩漬け（50g）0.9
- さつま揚げ（2枚）2.5

鉄分を多く含む食品

- ほうれん草（1/3把）3.7
- 豚レバー（5mm厚さ4枚）7.8(g)
- かき（5粒）2.5
- 鶏レバー（中2個）5.4
- ひじき(乾)（大さじ2）4.4
- あさり（1/6カップ）2.1
- わかさぎ（4尾）4.0

食物繊維を多く含む食品

- ブロッコリー（1/3株）3.8
- おから（1/2カップ）4.9(g)
- ひじき(乾)（大さじ2）3.4
- ごぼう（1/3本）4.3
- 大豆（乾）（大さじ2）3.4
- 切り干し大根（2/3カップ）(乾) 4.1

ビタミンB_2を多く含む食品

- 牛乳（1カップ）0.30
- 豚レバー（5mm厚さ4枚）2.16(mg)
- わかさぎ（4尾）0.29
- 牛レバー（2枚）1.80
- ぶり（1切れ）0.25
- さば（1切れ）0.43

ビタミンB_1を多く含む食品

- ロースハム（3枚）0.30
- 豚ヒレ肉（1cm厚さ3枚）0.94
- なまり節（1切れ）0.28
- 豚もも肉脂身なし（うす切り3枚）0.84
- 干しそば（1把）0.20
- 玄米（1/2カップ）0.49

ビタミンAを多く含む食品

- ほうれん草（1/3把）1700
- 鶏レバー（中2個）28200(I.U.)
- 豚レバー（5mm厚さ4枚）25800
- にんじん（1/4本）1230
- 牛レバー（2枚）24000
- にら（1/2把）900
- うなぎ蒲焼き（1串）5000

カルシウムを多く含む食品

- 牛乳（1カップ）200
- わかさぎ（4尾）600(mg)
- ごま（大さじ1強）120
- 煮干（大さじ3）220
- 豆腐（1/3丁）120
- 小松菜（1/5把）290

たんぱく質を多く含む食品

- 牛もも肉脂身なし（うす切り2枚）15.6
- まぐろ赤身（5切れ）19.8(g)
- ひらめ（1切れ）15.3
- かつお（1切れ）18.1
- 豚ヒレ肉（1cm厚さ3枚）15.1
- 鶏ささみ（2本）16.6

ビタミンEを多く含む食品

- いわし（中2尾）1.76
- うなぎ蒲焼き（1串）4.90(mg)
- さんま（1尾）1.52
- まぐろ油漬け（1/3缶）(缶) 4.04
- 綿実油（小さじ1/4）1.49
- にしん（1/2尾）2.17

ビタミンDを多く含む食品

- さんま（1尾）272
- まぐろ・とろ（5切れ）780(I.U.)
- さば（1切れ）264
- まいわし（中2尾）424
- ぶり（1切れ）252
- かつお（1切れ）294

ビタミンCを多く含む食品

- いちご（5粒）80
- ネーブルオレンジ（1個）120(mg)
- 小松菜（1/3把）75
- ブロッコリー（1/3株）112
- ほうれん草（1/3把）65
- キウイ（1個）80

一日にとりたい各栄養素の目安量

栄養素／年齢層	たんぱく質(g)	カルシウム(mg)	鉄(mg)	ビタミンA(I.U.)	ビタミンB_1(mg)	ビタミンB_2(mg)	ビタミンC(mg)	ビタミンD(I.U.)	ビタミンE(mg)	食物繊維（g）	食塩（g）
20代（男／女）	70／60	600	10／12※ ※閉経後は10mg	2000／1800	1.0／0.8	1.4／1.1	50	100	8／7	20	10
30代（〃）	〃	〃	〃	〃	〃	〃	〃	〃	• ビタミンE(d-トコフェロール当量）は成人男子8mg、成人女子7mgを摂取することが望ましい。	• 食物繊維の摂取量は1日20～25gといわれている。	• 食塩の摂取量は1人1日当たり20g以下にすることが望ましい。
40代（〃）	〃	〃	〃	〃	〃	1.3/1.1	〃	〃			
50代（〃）	〃	〃	〃	〃	0.9/0.8	1.3/1.0	〃	〃			
60代（〃）	〃	〃	10/10	〃	0.8/0.7	1.2/1.0	〃	〃			

あとがき

栄養や健康に関する情報があふれている現在、目先のことしか見えない人が多く、飽食の現今にお腹が空かなくても食べてしまうことから小さなトラブルが次第に全身にひろがり、小さな原因から重い病気に進み、薬が手放せない生活になってしまうケースが当然の生活であるように感じられます。核家族化の新しい生活を志向する現状から、これからは子ども達も、学業の修了時点で社会人として就職し、親元を離れ、独立型スタイルの生活に移行するご家族も増えつつあります。そんな両親も子育てが終わり、自分たちの老後の生活準備として、選択肢する夫婦も多く、健康で楽しみながら人生を歩む時代へと進行しております。

はげしく変ぼうする世の中ですが、人間の体の健康は、変わりなく必要であります。どのような時代にも人間は食べるから生きられます。生きているから、何でも挑戦できます。「命あればこそ、希望あり」と申します。ご先祖様からの長い経験から育まれ生み出された生活の知恵は、膨大な努力と、何百年も長い歴史の賜物でございます。生活上の生きるための日本の心を改めて見直す食生活の重要性を再認識して、健康に生きることが目的であります。

人間はどのような事態にも食べることの大切さを知り、健康はよく食べ、よく働き、よく眠る条件が備わることとです。一家を守る母の偉大なる責任感は、素晴らしい気配りと目配りから家族を見守り続けます。それには、お父さんの勤労の尊いお陰から成り立ちます。ご自分たちの生き方とお金を出せばすぐ求められる物資の豊かさに、もっと自分の生きる為の価値観と無駄のない新たな方向に活かす実践的な生活スタイルに自分の力を発揮する最善策を考える時期でもあります。

時代の激動に屈することなく、自然との共有生活から百年の生命を守り上げ、現在もひたすら精根する母は、身体の知恵が自然とよく働き、心の力が全身を動かしてくれるといいます。そんな健康寿命の母と二人三脚で歩んだ原動力がこの一冊に収録され多くの書物からも学び教えられました七十年です。新聞、雑誌などの情報も参考にさせていただいた実践集でございます。

これからの日本人の将来のために、健康の輪を広げるきっかけになれればと一身でここまでたどりつくことができました。人生を充実させる体に良い工夫と食生活を実行され、自然のリズムに同調した自然の中で生きる生活習慣こそ、ふさわしい健康への近道でございます。長い歳月の生活にゆがみが生じて病気に侵されてしまった共存生活にも心身の健康生活への一ページとして、一歩でも前に進む理想の食生活を実行され、健康を守る改善策として本書がお役に立てば、主婦である私には、この上ない喜びでございます。

本書の出版にあたり、ご尽力をいただきました本の泉社の比留川社長・編集にたずさわっていただきました福森様のお力添えに心から感謝申し上げます。

平成25年4月

春日和

柳下昭恵

【参考資料】

井上正子『新しい栄養学と食のきほん事典』株式会社西東社
川島昭司、能宗久美子『食べ物のメリット、デメリット早わかり事典』株式会社三笠書房
大塚滋『クスリになる野菜、くだもの』（株）創元社
菅原明子『知っておきたいクスリになる食べもの』株式会社ナツメ社
植松研一『脳を守り活かす―脳卒中、ボケの予防と脳の改善』静岡新聞社
鈴木その子『食因病に克つ』小学館
鈴木その子『やせたい人は食べなさい（減量常識を破る奇跡の鈴木式）』祥伝社
鈴木その子『男のスーパーパワー』小学館
國崎直道『（科学がつきとめた海の幸健康効果）この病気にこの魚』株式会社法研
勝田正泰『（野菜は家庭の常備薬）この病気にこの野菜』株式会社法研
宗像伸子『（健康になるお米料理のすべて）この病気にこのご飯』法研
東畑朝子『健康野菜料理（クスリにもなる野菜の再発見）』株式会社グラフ社
安藤幸夫『からだのしくみ事典』株式会社日本実業出版社
武田鏡村『（心と体をきれいにする）禅の食事』株式会社光人社
佐伯誠一『（おもしろくてためになる）からだ雑学事典』株式会社に本日業出版社
総合療法『元気がでる新しい健康維持法の進め』株式会社恵命堂　小冊子
近藤克『野草酵素開発の情熱と苦労を語る』高砂通信（有）野草酵素　非売品
長田正松『薬を減らして酢（クエン酸）を飲もう』（株）健友館

著者略歴

柳下昭恵（やぎしたてるえ）

1944年７月生まれ
現住所　〒417-0811
静岡県富士市江尾39番地の18
1969年　全国特殊学校代表で静岡県庁にて名誉会長賞を授与。和裁資格取得。
外反母趾に苦しむ方々にと自由自在に活用できる
ぞうりを考案し、講習会を開き、テレビ放映、各々の新聞掲載。
2004年　日本特許庁よりぞうりの実用新案特許取得。
一般主婦業から母親として食に学び続けた姿勢を私流にまとめ
2008年に「かしこく食べて　まっすぐ生きる」還暦すぎの
覚え書きを初版発行し、奨励賞を授与。各ラジオ生出演する。
2010年から食は力なり健康で生きる私の歴史編は70年間
ずっと抱き、実践し求め編み出した健康への近道として今回
この本が実現されました。
現在は身体が喜ぶ健康なおしゃれ着を製作中。

食《しょく》生《せい》活《かつ》で健《けん》康《こう》と長《ちょう》寿《じゅ》を
——百寿《ひゃくじゅ》の母《はは》の教《おし》えに学《まな》んで——

2013年5月17日　第1刷発行

著　者　柳下昭恵《やぎしたてるえ》
発行者　比留川　洋
発行所　株式会社　本の泉社
〒113-0033　東京都文京区本郷2-25-6
TEL.03-5800-8494　FAX.03-5800-5353
http://www.honnoizumi.co.jp
印刷　亜細亜印刷株式会社
製本　村上製本株式会社

ISBN978-4-7807-0964-3　C2077